Der soziale Körper II

Hans-Peter Hepe

Jahrgang 1958, verheiratet und zwei Söhne, ist als systemischer Präventologe in der Gesundheitsvorsorge und Krankheitsminderung tätig. Als Trainer und Präventologe veranstaltet er zahlreiche Seminare und Vorträge zur Bewältigung von schweren Krankheiten, familiären Konflikten und unternehmerischen Krisen. Er ist Inhaber von Simple Power und Begründer der SED®-Methode und von SocialProfiling®.

Hans-Peter Hepe

Der soziale Körper II

Die soziale Bedeutung der wichtigsten Organe
und ihrer Funktionsstörungen

Mit einem Vorwort von André Ackermann

Wichtiger Hinweis

Dieser Ratgeber vermittelt Ihnen einen Überblick über die wichtigsten Organe und ihrer Funktionsstörungen aus Sicht der Körpersoziologie. Er ersetzt jedoch nicht eine Beratung und gründliche Untersuchung durch Ihren Arzt. Nur er kann über Diagnose und Therapie entscheiden. Medizinische und soziologische Erkenntnisse sind einem ständigen Wandel unterworfen. Der Autor hat größte Sorgfalt darauf verwendet, dass alle Angaben dem aktuellen Wissensstand entsprechen. Eine Haftung des Autoren oder des Verlags für eventuell entstandene Schäden, die aus dem im Buch gemachten Hinweisen entstehen, ist daher ausgeschlossen.

Bibliografische Information der Deutschen Nationalbibliothek
Die Deutsche Nationalbibliothek verzeichnet diese Publikation in der Deutschen Nationalbibliografie; detaillierte bibliografische Daten sind im Internet über http://dnb.d-nb.de abrufbar.

© 2011 Hans-Peter Hepe
Umschlagdesign, Satz, Herstellung und Verlag:
Books on Demand GmbH, Norderstedt
ISBN 978-3-8448-8195-0

Inhalt

Milztumor, Milzschmerz, Schwellung der Milz, Milzentzündung, Milzstiche

Vorwort von André Ackermann

Bereits das erste Buch „Der soziale Körper I" von Hans-Peter Hepe hat sich aus meiner Sicht als extrem brauchbar erwiesen. Auch wenn ähnliche Werke diverser US-Autoren dank riesiger Marketinganstrengungen weltbekannt geworden sind, sei die Frage erlaubt: Haben sie uns mit ihren Erklärungen der Symbolik von Krankheits-Symptomen wirklich weitergeholfen? Sind wir gesünder als früher? Alles ist dynamisch, alles ist im Fluss – verändern sich nicht auch Krankheits-Symbole? Und überhaupt, dürfen wir eigentlich Heilung erwarten, solange wir nicht bereit sind, in bestimmten Bereichen unseres Lebens konkrete Veränderungen einzuleiten? Hans-Peter Hepe geht in seinem neuen Werk „Der soziale Körper II" seinen extrem erfolgreichen Weg, Gesundheits-Disharmonien aus dem Blickwinkel sozialer Hintergründe zu betrachten, konsequent weiter. Dass wir dauerhafte Heilung von Krankheiten, durch Heilung unserer sozialen Interaktionen initiieren können, hat Hans-Peter Hepe in der Vergangenheit wohl überzeugend genug bewiesen.

Es ist ganz offensichtlich, dass wir bereit sein müssen, in diesem Bereich Veränderungen einzuleiten, nur so geben wir uns die Chance, dass dauerhafte Heilung passieren kann. Ich wünsche Hans-Peter, dass sein neues Buch wieder viele Leser erreicht. Ich wünsche Ihnen, den Lesern, viele nützliche Aha-Erlebnisse, und ich wünsche vor allem, dass es unsere Mediziner schaffen, ihre Barrieren im Kopf zu überwinden und die in diesem Buch erklärten Zusammenhänge in ihre Arbeit einfließen zu lassen – zum Wohle aller.

André Ackermann, CH-Anwil, Mai 2011
www.aa-training.ch

Jeder Mensch ist ein Fall für sich

Nie zuvor war das öffentliche Interesse an medizinischen Themen größer als heute. Es ist der Wunsch um mehr Selbstkontrolle und Selbstverständnis gegenüber einer analytischen Welt der Medizin. Zugleich vermittelt es ein Gefühl der Sicherheit, sich selbst ein Bild von den Krankheitshintergründen machen zu können.

Ziel dieses Buches ist es, die sozialen Deutungsmöglichkeiten der wichtigsten Organe und ihrer Funktionsstörungen auf verständliche Weise nahezubringen. Naturgemäß sind einem Buch, das die Aufarbeitung der sozialen Bedeutung von Organen und ihrer Funktionsstörungen zum Gegenstand hat, Grenzen gesetzt. Als Interpretationshilfe kann es zu einem besseren Verständnis von Krankheitsbildern beitragen, doch kann es eine fachliche Auseinandersetzung mit dem Therapeuten bzw. Präventologen nicht ersetzen. Jeder Mensch ist ein Fall für sich!

Nicht nur im Krankheitsfall ist es wichtig, ein tieferes Verständnis für die Funktionsweise unseres Körpers in seinem sozialen Milieu zu entwickeln.

Dazu gehört auch, über soziale zwischenmenschliche Risikofaktoren informiert zu sein. Schon allein deshalb ist es lohnend, sich mit der Bedeutung und Interpretation von sozialen Umständen, die auf den Körper wirken können, auseinanderzusetzen.

Hierfür möchte Ihnen das vorliegende Buch verständliche Antworten geben.

Die Schulmedizin stützt uns, wenn wir eine Akutstörung oder einen Stoffmangel haben, um die Situation ertragen zu können. Das Wissen um die Soziologie unseres Körpers verändert unsere gedankliche Einstellung, um den Konflikt selbständig zu lösen.

Ein Wort zuvor

Ob und wann soziale Umstände als gesundheitsschädigend einzustufen sind, richtet sich nach dem Individuum und seiner gedanklichen Haltung gegenüber seinen sozialen Beziehungen. Referenzwerte von „krank" oder „gesund" gibt es in der Körpersoziologie nicht. So kommt es immer wieder vor, dass ein Gesunder in „krankhaften sozialen Umständen" lebt, wohingegen ein Kranker in „scheinbar gesunden sozialen Umständen" lebt. Deshalb ist immer eine genaue sorgfältige Befragung des Betroffenen notwendig. Wie für die meisten von uns selbstverständlich ist, ab dem 35. Lebensjahr alle zwei Jahre einen Gesundheitscheck zu machen, sollte es auch selbstverständlich werden, familiäre bzw. berufliche Spannungen, die sich in den Jahren aufgebaut haben, mit einem systemischen Präventologen abzubauen.

Versäumen wir es, unsere gedankliche Haltung gegenüber sozialen Risikofaktoren, wie Verlust von Familienangehörigen, drohendem Arbeitsplatzverlust, Verlust von sozialer Identität, Ängste vor Auseinandersetzungen und vielem mehr, immer wieder zu überprüfen und zu erneuern, kommt es verstärkt zu Spannungen, Stress und Druckgefühlen und in deren Folge zu körperlichen und seelischen Erkrankungen.

Das sollten Sie wissen

Mit dieser Übersicht möchte ich Ihnen ein kleines Nachschlagewerk über die wichtigsten Organe und ihrer Funktionsstörungen aus Sicht der Körpersoziologie an die Hand geben. Es erklärt Ihnen verständlich die vordergründige Aufgabe der wichtigsten Organe für unseren Körper und stellt die dazugehörige soziale Bewegung dar. Es ersetzt jedoch nicht eine Beratung und gründliche Untersuchung durch Ihren Arzt. Ich habe größte Sorgfalt darauf verwendet, dass alle Angaben dem aktuellen Wissensstand entsprechen. *Es wird laufend um weitere Organe ergänzt und aktualisiert.*
Um dieses kleine Nachschlagewerk des sozialen Körpers richtig zu verstehen und anzuwenden, sind folgende Unterscheidungen zu treffen:

• Es richtet sich <u>nicht</u> an akute, vital bedrohliche Krankheitsstörungen, wie Infektionen, die mit notwendigen schulmedizinischen Intensivmaßnahmen und entsprechenden Arzneien rasch, sanft und ohne Folgeerscheinungen verschwinden, sondern an chronische Krankheiten, wie Krebs, Multiple Sklerose, Colitis ulcerosa, Morbus Crohn, Herz-Kreislauf-Erkrankungen, Lungen- und Nierenerkrankungen, Epilepsie, Arthritis usw.
Viele dieser langwierig verlaufenden Krankheiten und viele häufig wiederkehrende Erkrankungen, wie Nebenhöhlenentzündungen und Bronchitis, die durch konventionelle Behandlungen oft nur kurzfristig gebessert werden, lassen sich durch eine sorgfältige *„Aufarbeitung der sozialen Krankheitsgeschichte"* oft dauerhaft bessern oder sogar ganz ausheilen. Zu wissen, was man selbst tun kann, um wieder gesund zu

werden, ist wohl die wichtigste Voraussetzung für einen raschen Heilerfolg. Denn es geht immer nur um die Aktivierung der Selbstheilungskräfte unseres Körpers. Ihm sollten wir mit Veränderungen unserer sozialen Lebensumstände und unserer gedanklichen Haltung entgegenkommen.

• In den Beschreibungen der Krankheiten finden Sie vielfach die Bezeichnung „der andere" oder „die anderen" oder nur allgemein „soziales Umfeld". Gemeint sind damit Menschen, wie Ehe- und Lebenspartner, Familie, Eltern und Großeltern, Geschwister, Freunde und Bekannte aber auch Arbeitskollegen, Vorgesetzte und viele mehr, die mit uns eine Gemeinschaft bilden und damit eine Bezüglichkeit zu uns haben. Das Wort *sozial* bezeichnet wechselseitige Bezüge als eine Grundbedingung des Menschseins und beinhaltet damit den Prozess, *wie* wir in der Gemeinschaft mit den anderen zusammenleben. Dieses wechselseitige Zusammenleben fördert Krankheit oder Gesundheit. Ich freue mich über jede Anregung Ihrerseits, die Sie mir gern per Mail oder Fax aufgeben können, und wünsche Ihnen viel Freude beim Lesen.

Wichtiger Hinweis: „Der soziale Körper" bzw. Körpersoziologie und die damit verbundene SED®-Methode ist keine Therapie. Sie wird gerne von Ärzten und Therapeuten als wirksame Begleitung zu anderen therapeutischen Maßnahmen eingesetzt.

Einleitung

Der menschliche Körper ist ein Naturwunder. Die einzigartige Kombination aus Knochen, Muskeln, Nerven, Sinnesorganen, Haut und vielen anderen Komponenten ergibt ein Ganzes, das viel mehr ist als die Summe seiner Einzelteile. Die Teile sind untereinander vernetzt: Einzelne Zellen bilden Gewebe, das Gewebe bildet Organe, und Organe bilden Organsysteme wie Herz, Blutgefäße, Lunge und Atemwege. Allein um uns am Leben zu erhalten, müssen alle Organsysteme reibungslos funktionieren. Die Instanz mit der größten Verantwortung ist dabei das unendlich komplexe Gehirn, das Fähigkeiten wie logisches Denken, Erinnerungsvermögen und Fühlen sowie Ausdruckskraft durch Sprache und Kreativität in sich birgt. Wie genau unser Gehirn all diese Aufgaben bewältigt, ist immer noch eines der großen Rätsel der menschlichen Existenz. Der gleichmäßige Rhythmus lebenserhaltender Prozesse wie Atmung, Herzschlag, Verdauung, Ausscheidung und Immunabwehr bildet ein *dynamisches Gleichgewicht*, das als Homöostase bezeichnet wird. Jeder Schmerz, jeder Schnupfen und jede ernsthaftere Erkrankung zeigt an, dass das empfindliche *Gleichgewicht* kurz- oder längerfristig gestört war oder ist. Dieses Gleichgewicht stellt das bemerkenswerte Universum des menschlichen Körpers dar.

Gleichgewicht von Gesundheit und Krankheit

Wie gesund oder krank ein Mensch ist, ist davon abhängig, welche Nahrung, welches Wasser, welche Luft *und* welche Ordnung bzw. welches *Gleichgewicht* er in sozialen Beziehungen schaffen kann. Gesundheit oder Krankheit sind also das Resultat von *Gleichgewichtsprozessen* zwischen Individuum und sozialem Umfeld. Wir beginnen zu leiden, wenn wir in unserer *gedanklichen Haltung* (Glauben) aus dem Gleichgewicht zu unserem sozialen Umfeld kommen. Dabei steht die Möglichkeit der „*Unzufriedenheit mit sich selbst*" (Gefühl der eigenen Minderwertigkeit) der Möglichkeit der „*Unzufriedenheit mit dem Umfeld*" (Gefühl eines minderwertigen Umfeldes) gegenüber. Daraus resultieren zwei polare Typologien in unserer gedanklichen Haltung (Glauben): Kritik gegenüber sich selbst (Selbstkritik) oder Kritik gegenüber dem anderen.

> *Gesundheit ist also das Resultat, gegensätzliche Kräfte in unserer gedanklichen Haltung (Glauben) immer wieder zu ordnen und ins Gleichgewicht zu bekommen. Demnach ist Krankheit das Resultat, die gegensätzlichen Kräfte in unserer gedanklichen Haltung (Glauben) nicht geordnet bekommen zu haben.*

Körper und Soziologie

Das grundlegende Ziel der Soziologie des Körpers besteht darin, herauszuarbeiten, wie der menschliche Körper mit seinen Organen auch als ein soziales Phänomen zu verstehen ist.

Was macht unser Körper, wenn wir zwischenmenschliche Beziehungen leben, also „Soziologie" betreiben? Wir sprechen vor Menschen und mit Menschen; wir hören anderen Menschen beim Reden zu und reden selbst; sehen anderen Menschen bei ihren Handlungen zu und handeln selbst; und bei alldem denken wir mit, nach oder voraus.

Wir tun das alles mit unserem Körper und unseren Sinnen. Wir lesen und beobachten mit unseren Augen, wir schreiben mit unseren Fingern, wir hören mit unseren Ohren, wir denken mit unserem Gehirn, und bei alldem nehmen wir uns selbst leiblich wahr.

Wir suchen und finden Sinn nur mit unseren Sinnen.

Körper und sinnliche Wahrnehmung

Wir tun alles mit unserem Körper und unseren Sinnen. Das mag banal oder unwichtig erscheinen, doch sollte man sich darüber im Klaren sein, *wie* diese körperlich-sinnlichen Vorgänge selbsttätig wirken und unser soziales Miteinander beeinflussen. Jeder kennt die Erfahrung, dass manche Beziehungen leicht, andere hingegen sehr mühsam zu leben sind – beides sind körperlich spürbare Erfahrungen: Die Leichtigkeit einer Partnerbeziehung macht spürbar leicht, während zum Beispiel die Anstrengung einer Eltern-Kind-Beziehung sich eher schwer, belastend oder beengend anfühlt. Manche Beziehungen wiederum sind äußerst anregend und vielleicht sogar euphorisierend, andere dagegen langweilen oder lösen einen inneren Widerstand aus, der so stark sein kann, dass es nahezu unmöglich wird, die Beziehung aufrecht zu erhalten. Wir, und damit auch unser

Körper, sperren uns in solchen Momenten körperlich spürbar gegen diese Beziehung. Besonders solche Momente des
spürbaren inneren Widerstands, in denen sich unser Körper
zu Wort meldet, verdeutlichen unser Ringen zwischen Erfüllung der Erwartungen unseres Beziehungspartners und
unserem inneren Widerstand, die Erwartungen nicht zu
erfüllen, sondern unseren Vorstellungen der Erfüllung von
Beziehungen zum Ausdruck zu bringen. Wie auch immer
unser Ringen ausgehen mag, es beeinflusst die weitere Interaktion zwischen Beziehungspartner und uns und damit
auf die eine oder andere Weise Gesundheit oder Krankheit
in unserem Körper. Wann jemand wie, wo und warum ein
Enge- oder Weitegefühl spürt, ist in der Struktur des Organismus nicht angelegt. Körperliche und seelische Krankheiten sind damit in erster Linie Ausdruck einer gedanklichen
Haltung (Glauben) von Anpassung an die Beziehungen trotz
innerer Vorbehalte und Widerständen. Organismen müssen
sich an ihre Umwelt anpassen, um zu überleben.

Das ist der Schlüssel

Organismen müssen sich an ihre Umwelt anpassen, um zu
überleben. Sie tun es mit ihrem Körper und ihren Sinnen.
Das ist der Schlüssel zu allen pathologischen Prozessen.
Gehen wir die soziale Bedeutung der Organe in diesem
Buch durch, dann fällt auf, dass wir abhängige, nach außen
orientierte, kommunikative Wesen sind.
Unsere Sinnesorgane zum Beispiel dienen vornehmlich dazu,
uns als sinnlich wahrnehmbarer Körper ins soziale Umfeld
zu integrieren. Demnach geht es beim Auge nicht nur um

die Wahrnehmung von Licht, sondern um die Wahrnehmung unserer Handlungen und der Handlungen der anderen in unserem Umfeld. Schlecht sehen bedeutet daher, Unzufriedenheit mit Handlungen von dem sozialen Umfeld (Kurzsichtigkeit) oder Unzufriedenheit mit den eigenen Handlungen (Weitsichtigkeit). Beim Ohr geht es nicht nur um die Wahrnehmung von Druckwellen, sondern auch um die Wahrnehmung von innerem und äußerem Druck in unserem sozialen Umfeld.

Innere Geräusche zu hören (Tinnitus) bedeutet, zu glauben, mit einem maßgeblichen Ereignis in der Gemeinschaft gegenüber anderen benachteiligt zu sein – das macht Druck. Der Hörsturz bedeutet, zu glauben, dass man ein maßgebliches Ereignis zum Nachteil der anderen gelöst hat – auch das kann uns Druck machen. So ermöglicht die Körpersoziologie Aussagen über die gedankliche Haltung (Glauben) und das Funktionieren der Person.

> *Jedes Organ unseres Körpers repräsentiert eine soziale Bewegung. Störung des Organs repräsentiert eine soziale Bewegung, die man leben möchte, aber glaubt, sie nicht leben zu können oder zu dürfen.*

Gesellschaft unter der Haut

Viele Menschen schreiben noch heute unbelebten Objekten, etwa Fahrzeugen oder Maschinen, menschliche Eigenschaften zu, wobei dies vor allem aus traditionellen Gründen, wie bei der *Schiffstaufe,* unbewusst oder scherzhaft geschieht.

Sie werden oft benutzt, um stereotype Charaktere darzustellen, damit der Zuhörer oder Betrachter ihren Charakter einfach erfassen und reflektieren kann. Bekannte Beispiele sind, dem eigenen Auto einen Namen zu geben oder mit einer Maschine zu reden, damit sie läuft.

Diese Praxis wird auch in der Soziologie des Körpers aufgegriffen. Um die wechselseitigen Beziehungen vom menschlich-sinnlichen Körper und seinem sozialen Umfeld besser verstehen zu können, sollten wir unsere Organe in den vertrauten Kosmos unserer Anschauung und unseres Denkens integrieren und ihnen soziale Handlungsfähigkeit und den Status eines menschlichen Akteurs zuweisen.

Die Nieren zum Beispiel bilanzieren den Wasserhaushalt in unserem Körper. Was liegt näher, als die Nieren im Sinne eines Bilanzbuchhalters und ihre Krankheitssymptome als Beziehungsprobleme in der partnerschaftlichen Bilanz zu verstehen. So werden soziale Kategorien, Klassifikationen und Relationen durch Körperorgane, -teile, -gesten oder -bewegungen symbolisch zum Ausdruck gebracht.

Das Zusprechen menschlicher Eigenschaften oder Verhaltensweisen und gedankliche Haltungen auf alle Teile des Körpers ist ein gelungenes Stilmittel, um den Charakter von Krankheiten einfach zu erfassen und reflektieren zu können.

Wie der Herr bzw. die Frau des Hauses

Das Zusprechen menschlicher Eigenschaften oder Verhaltensweisen und gedankliche Haltungen auf alle Teile des Körpers sind keineswegs nur subjektive Projektionen, sondern

die Organe selbst rufen durch ihre Funktionen und Strukturen auch bestimmte symbolische Vorstellungen, Phantasien
und Gefühle hervor. Organe verkörpern soziale Glaubens-
haltungen und Handlungen. *Sie sind verkörpertes Bewusstsein,
die leiden, wie „der Herr bzw. die Frau des Hauses".*

Beispiel Schilddrüse: Vor 375 Millionen Jahren hat der Fisch
sich aufgemacht, das Land zu erobern. Um an Land zu leben,
benötigt der Fisch Jod, das er im Meerwasser ausreichend
findet. So erscheint in der Evolution bei Amphibientieren,
die im Wasser als auch auf dem Land leben können, zum
ersten Mal die Schilddrüse.

Aus soziologischer Sicht der Evolution steht die *Schilddrüse
für Expansion* bzw. Eroberung und *Jod für Perspektive* – sein
Land, seine Vorstellungen vom Leben zu erobern. <u>Es sind
unsere expansiven Wünsche und Vorstellungen, die die
Schilddrüse in unserem Körper repräsentieren</u> und uns zum
Verlassen der Heimat anspornt, aber auch fehlende Perspektive in der Lebensumgebung – nicht die Not.

Eine *Überfunktion der Schilddrüse* bedeutet aus soziologischer
Sicht, dass unsere Wünsche und Vorstellungen in unserer
sozialen Umgebung, in der Familie, in der Partnerschaft oder
im Beruf, *kein Gewicht haben!* Wir glauben, dass wir unsere
Wünsche und Vorstellungen nicht leben dürfen (Selbstkritik)
oder dass unser soziales Umfeld es nicht zulässt. Das Ergebnis
ist gleich: Wir leben die Perspektive der anderen und haben Symptome in unserem Körper, wie Gewichtsabnahme,
Schwitzen, Herzklopfen, Kloß im Hals, Rastlosigkeit usw.

Morbus Basedow bedeutet, dass wir extrem die Vorstellungen und Wünsche des anderen vertreten und leben – *gegen
jeden Widerstand*, und wenn es sein muss, auch gegen die
eigenen Lebensvorstellungen.

Eine *Unterfunktion der Schilddrüse* bedeutet, dass wir gewichtige und nachdrückliche Worte über unsere Vorstellungen, wie das Leben laufen sollte, sprechen, aber es in Handlungen nicht umsetzen. Die Symptome sind jetzt Gewichtszunahme, Durchblutungsstörungen, geschwollenes Gesicht, Ermüdungserscheinungen usw.

Die *Autoimmunerkrankung der Schilddrüse (Hashimoto)* bedeutet, dass wir selbst unsere Wünsche und Vorstellungen unterdrücken, weil a) wir glauben, der andere geht unter, wenn wir unsere Vorstellungen leben (*kalter Knoten* in der Schilddrüse), oder weil b) wir glauben, dass der andere seine Drohung vom Untergang wahr macht, wenn wir unsere Vorstellungen leben (*heißer Knoten* in der Schilddrüse), oder weil c) wir bereits heute glauben, unsere Wünsche und Vorstellungen irgendwann leben zu können, was aber niemals eintrifft (Verkleinerung der Schilddrüse).

Übrigens, die Entwicklung des menschlichen Embryos von der befruchteten Eizelle zum Baby ähnelt bis heute der biologischen Evolution vom Fisch zum Menschen.

Je *selbsttätiger* die Organe in der Evolution geworden sind, desto *selbständiger* erscheinen sie, desto widersprüchlicher und verfälschter wurde dann auch unser Verhältnis zu ihnen.

Die Organe heute als eine Art seelenloser Maschinen darzustellen, die von der Schulmedizin erfolgreich repariert werden, ist eine grobe Verzerrung der Realität.

Beispiel Gehirn: Vor etwa drei Millionen Jahre setzte sich in der Entstehungs- und Entwicklungsgeschichte des Menschen ein spektakulärer Prozess durch, der bis heute Rätsel aufgibt. In einer vergleichsweise kurzen Zeit verdreifachte sich bei den Primaten die Größe ihres Gehirns. Hatten die Homo habilis schon 400 bis 500 Gramm Gehirnmasse, besitzt der moderne Mensch, Homo sapiens, der vor etwa 400.000 Jahren hervortrat, ein Gehirn von durchschnittlich 1500 Gramm. Ein so schnelles Gehirnwachstum als Folge von veränderten Umweltbedingungen ist keineswegs normal. Das Gehirn wuchs schneller als der Körper. Doch die Hochleistungsgehirne brachten über Hunderttausende von Jahren kaum mehr als einen notdürftigen Faustkeil als Kulturleistung hervor. Ganz offensichtlich hat der Homo sapiens den größten Teil seiner Intelligenz nicht für simples Hantieren mit Steinen und Ästen benötigt, sondern für das komplizierte Sozialleben, das sich bei den Primaten entwickelte und sich in die Gehirnmasse einschrieb.

Auch für den modernen Menschen sind seine Artgenossen die größte Herausforderung im Alltag. Unsere Gehirne hatten und haben bis heute die Aufgabe, Gleichgewicht innerhalb sozialer Gruppen zu schaffen.

Unser Glauben

Der Mensch ist gar nicht so individuell, wie wir gerne glauben. Er ist vor allem Teil einer Gemeinschaft, die sich aus der Quelle zwischenmenschlicher Beziehungen selbst schöpft. Dieses zwischenmenschliche Beziehungsgeflecht ist die Quelle unserer jeweiligen Weltanschauungen und gedanklichen Haltungen bzw. Glauben. Wer den Glauben von Menschen nicht ernst nimmt, kann den Menschen als Teil einer Gemeinschaft und seine Krankheiten als Mitteilung gegenüber der Gemeinschaft nicht verstehen. Seine chronischen Krankheiten entsprechen demnach einer Identitäts- und Sinnkrise als Teil der Gemeinschaft.

Ohne den „Glauben" zu verstehen, kann man auch den Menschen, der glaubt, nicht verstehen. Dabei können wir natürlich selbst nicht erkennen, dass wir mit unserem Glauben das Problem selbst sind.

Im alltäglichen Sprachgebrauch beschreibt das Verb „glauben" die im Rahmen von Unsicherheit festgestellte Erwartung bezüglich irgendwelcher Tatsachen oder Zusammenhänge. Etwa: „Ich glaube, dass morgen die Sonne scheinen wird", oder: „Ich glaube an die Liebe zwischen uns." Ein solches Glauben drückt primär eine zwischenmenschliche Beziehung aus, in der sich eine Person vom Geglaubten her leiten lässt. Glauben wird hier in der Bedeutung von „vertrauen" verwendet.

> *In diesem Buch bedeutet Glauben „meinen", „vermuten" oder „vertrauen". Es ist ein Fürwahrhalten eigener Wahrnehmungen, Überzeugungen und Schlussfolgerungen, die jedoch nicht logisch zwingend sein müssen und impliziert gleichzeitig die Verpflichtung, etwas für wahr zu halten, das man nicht sieht.*

Die fünf sozialen Körpersysteme

70 Billionen Zellen arbeiten Hand in Hand in einer sich selbsterhaltenden Organisation zusammen. Um den Menschen, seine Organe und ihre Funktionen ganzheitlich verstehen zu können, ist es sinnvoll, sie in fünf große Körpersysteme zu unterteilen. Körpersoziologie mit ihren sozialen Denkansätzen kann unsere gedankliche Haltung und Selbstregulation hinterfragen und damit Selbstheilungskräfte aktivieren.

Gerüst des Körpers

Der Mensch besteht aus Abermillionen von Zellen, die Gewebe bilden, aus denen wiederum Organe und Organsysteme aufgebaut sind. Haut, Skelett und Skelettmuskeln bieten dabei dem Körper Schutz, stabilisieren ihn und sorgen für seine Bewegungsfähigkeit. Die Thematik unseres Körpergerüstes ist *Stabilität, Rückhalt und Bewegung*. Dazu zählen Knochen, Muskeln, Bindegewebe, Gelenke, Sehnen und Bänder. *Funktionsstörungen in den Organen unseres Körpergerüstes zeigen, welche gedanklichen Ansprüche wir an sozialem Rückhalt und selbständiger Bewegung gegenüber unserem sozialen Umfeld haben, aber emotionale Ablehnung und sozialen Verlust erfahren mussten.*

Rhythmus des Körpers

Der Mensch hat das komplexeste Nervensystem aller Lebewesen. Wie alle hoch entwickelten Kommunikationssysteme übermittelt das Nervensystem Botschaften an einzelne Körperteile, die reibungslos miteinander funktionieren müssen.

Dabei verarbeitet es Informationen von außen und aus dem Inneren des Körpers und passt sowohl biologische Vorgänge als auch unsere Verhaltensweisen ständig diesen Informationen an – es ist die Geburtsstunde unseres Bewusstseins. Die Thematik des Rhythmus unseres Körpers ist, selbständiges Bewusstsein bzw. *Selbstbewusstsein* zu finden. Hierzu gehören das Zentralnervensystem (ZNS) mit Gehirn und Rückenmark und das periphere Nervensystem (PNS) mit dem somatischen und autonomen Nervensystem.

Funktionsstörungen im ZNS oder PNS zeigen, welches gedankliche Fremdbewusstsein wir gegenüber unserem sozialen Umfeld haben – zum Schaden unseres Selbstbewusstseins.

Versorgungssysteme des Körpers

Unser Körper ist nicht nur auf Kommunikationssysteme, sondern in erster Linie auf Sauerstoff und Nährstoffe angewiesen. Jede Zelle unseres Körpers ist wie eine Insel, die ihre Vorräte aus dem sie umgebenden Wasser bezieht, in das sie auch ihren Abfall entsorgt. Dieses außerzelluläre „Wasser" besteht aus dem flüssigen Teil des Blutplasmas, deren Zusammensetzung ständig im Gleichgewicht gehalten werden muss. Die Thematik unserer Versorgungssysteme ist *Gleichgewicht von Fürsorge und Nutzen* für andere und sich selbst. Hierzu zählen die inneren Organe des Verdauungssystems, des Herz-Kreislauf-Systems mit den Lymphgefäßen, des Atmungssystems und des Harntraktes.

Funktionsstörungen in den Versorgungssystemen unseres Körpers zeigen, welche gedankliche Haltung an Fürsorge wir gegenüber unserem sozialen Umfeld haben – ohne einen Nutzen daraus zu ziehen.

Wahrnehmung des Körpers

Der Mensch als sinnliches Wesen. Unsere Sinne sind wie Portale, durch die wir lebenswichtige Informationen über unsere sich ständig verändernde Umwelt und unser soziales Umfeld wahrnehmen. Zusammen mit dem Gehirn, dem hoch entwickelten Zentrum zur Verarbeitung und Deutung von Sinneseindrücken, ermöglichen uns die Sinne vielfältige Reaktionen auf eben diese Umgebung. Die Thematik unserer Sinnesorgane ist, *Orientierung und Ordnung* zwischen dem Ich und der Gemeinschaft zu schaffen, die für einen selbst Sinn machen. Die Suche nach dem Sinn ist ein Korrektiv gegen Chaos, seelische Qualen und Ängste.

Funktionsstörungen in den Sinnesorganen unseres Körpers zeigen, welche gedankliche Orientierung und Ordnung wir im Sinne der anderen berücksichtigen – ohne Rücksicht auf uns selbst.

Fortpflanzung des Körpers

Viele Körpersysteme sind auf das tägliche Überleben ausgerichtet. Die Fortpflanzungsorgane schaffen die Voraussetzungen dafür, dass neues Leben entstehen kann. Der Fortbestand der Menschheit hängt von der Fortpflanzung ab – eine biologische Notwendigkeit.

Die Thematik unserer Geschlechtsorgane ist *Einklang* zwischen dem Ich und dem Anderen zu finden, dann fühlen wir uns erfüllt. Wir können nicht einfach Vorgedachtes und Vorgegebenes übernehmen. Einklang mit dem Leben muss jeder selbst für sich suchen und finden – *in der Fortpflanzung mit anderen!* Die Suche nach dem Einklang ist ein Korrektiv gegen Missklang, Chaos, seelische Qualen und befriedigt uns.

Funktionsstörungen in den Geschlechtsorganen unseres Körpers zeigen, welchen gedanklichen Einklang wir mit unserem sozialen Umfeld praktizieren – zu unserem Missklang.

Gerüst des Körpers – Rückhalt und Bewegung

Der Mensch besteht aus Abermillionen von Zellen, die Gewebe bilden, aus denen wiederum Organe und Organsysteme aufgebaut sind. Haut, Skelett und Skelettmuskeln bieten dabei dem Körper Schutz, stabilisieren ihn und sorgen für seine Bewegungsfähigkeit. Die Thematik unseres Körpergerüstes ist Stabilität, Rückhalt und Bewegung. Dazu zählen Knochen, Muskeln, Bindegewebe, Gelenke, Sehnen und Bänder.

Funktionsstörungen in den Organen unseres Körpergerüstes zeigen, welche gedanklichen Ansprüche wir an sozialem Rückhalt und selbständiger Bewegung gegenüber unserem sozialen Umfeld haben, aber emotionale Ablehnung und sozialen Verlust erfahren mussten.

Wichtiger Hinweis: Die nachfolgenden Beschreibungen richten sich nicht an akute Krankheitsstörungen, die mit notwendigen schulmedizinischen Intensivmaßnahmen und entsprechenden Arzneien rasch und ohne Folgeerscheinungen verschwinden, sondern an langwierig, chronisch verlaufende Krankheiten. Viele dieser chronischen Krankheiten lassen sich durch eine sorgfältige „*Aufarbeitung der sozialen Krankheitsgeschichte*" oft dauerhaft bessern oder sogar ganz ausheilen. Zu wissen, was man selbst tun kann, um wieder gesund zu werden, ist wohl die wichtigste Voraussetzung für einen raschen Heilerfolg.

Knochen – Die Handwerksstube

Unsere Knochen mögen wie solide, aber leblose Stützen unseres „Fleischs" anmuten – in Wirklichkeit sind sie jedoch aus Gewebe aufgebaute, lebende Organe. Sie bestehen u.a. aus Knochenzellen, Blutgefäßen und Nerven. Knochen sind hart, weil sie vor allem kristalline Mineralien, wie Kalzium und Phosphor, enthalten. Einige Knochen enthalten ein weiches Gewebe, das Knochenmark, in dem Blutkörperchen gebildet und in den Blutkreislauf entlassen werden.

Soziale Thematik in der Gemeinschaft

Die Herstellung von Blutkörperchen im Knochenmark und deren Abgabe in den Blutkreislauf gleichen dem Vorgang einer „Handwerksstube", die Produkte herstellt und verkauft.

Knochenprobleme bedeuten, dass man glaubt, keinen Rückhalt von der Gemeinschaft zu bekommen, und seine Eigenbewegungen nicht leben darf.

Psychosozialer Hintergrund der Funktionsstörungen

Schmerzen der Knochen: Glauben, etwas in seinem Leben (in seiner Handwerksstube) tun zu müssen, was man nicht tun möchte.

Knochenbeschwerden: Glauben, unliebsame Werte, Strukturen und Normen von anderen in seinem Leben akzeptieren zu müssen.

Rachitis: Glauben, sich der Organisation des anderen anpassen zu müssen – Ausdruck sozialer Unreife.

Osteoporose: Glauben, seinen Bewegungsdrang zurücknehmen zu müssen, weil man entgegenstehenden Umständen

nichts entgegensetzen kann. Oder: Angst vor den weitreichenden Auswirkungen der Entscheidungen anderer. Dabei
kommt es zu starker Säurebildung im Körper, das sich mit
Kalzium zu Kalziumoxalat (Kalziumsalz) bindet und somit
den Knochen Salz entzieht.

Knochenkrebs: Glauben, im Sinne des anderen in seinem
Leben (in seiner Handwerksstube) handeln zu müssen.

Schwellung der Knochen: Glauben, sich mangelhaften Strukturen, Normen und Werten fügen zu müssen.

Knochenmarkinsuffizienz: Glauben, dass die vorgegebenen
Werte, Normen von den anderen richtig und die eigenen
Werte falsch sind.

Rückgratverkrümmungen (Skoliose): Glauben, seine eigene Persönlichkeit bzw. Sichtweise verbergen zu müssen, um nicht
getadelt zu werden. „Steht nicht für sich ein." Jugendliche, die
Eltern haben, die „Wasser predigen und Wein saufen."

Rückenschmerzen, Nacken: Glauben, seine sozialen Ansprüche und Ansichten beugen zu müssen, um Anerkennung zu
erfahren. „Vergebliches Bemühen."

Rückenschmerzen, Brust: Glauben, sich Würde und Integrität
versagen zu müssen, um Rückhalt in der Gemeinschaft zu
erfahren.

Rückenschmerzen, Lende: Glauben, über seine Leistungsgren-
zen hinaus Leistungen vollbringen zu müssen, um Rückhalt
in der Gemeinschaft zu erfahren.

Rückenschmerzen, Kreuzbein: Glauben, zum Wohle der Gemeinschaft seine Eigenständigkeit als Individuum aufgeben zu
müssen, um Rückhalt in der Gemeinschaft zu erfahren.

Rückenschmerzen, Steißbein: Glauben, mit besonderem Einsatz und Hingabe Rückhalt in der Gemeinschaft zu bekommen, aber dabei gescheitert ist.

Beckenschmerzsyndrom: Glauben, in der Rolle der Beziehung zu versagen.

Wirbelentzündungen: Glauben, dass man keine passende Haltung zur Beziehung findet. „Vergebliches Bemühen."

Muskeln – Die Arbeiter

Egal ob ein Muskel Hunderttausende von Fasern enthält, wie z. B. der kräftige Oberschenkelmuskel, oder nur wenige Hundert wie der Augenmuskel – er *muss* arbeiten. Der Muskel ist an und für sich ein Arbeitstier – ständig am Ackern. Die mechanische Kraft, die einen Muskel dazu befähigt, ein Gewicht zu heben, nennt man Muskelspannung. Tagtäglich erledigen wir Hunderte von Aufgaben, bei denen wir verschiedene Körperteile bewegen. Die ist nur möglich, weil sich Skelettmuskeln zusammenziehen und auf Knochen einwirken können.

Soziale Thematik in der Gemeinschaft
Arbeit ist eine Notwendigkeit zur Erhaltung des menschlichen Daseins und ist vergleichbar mit „Stoffwechsel". Arbeiter wechseln ihre Arbeit in Geld um.
Muskelprobleme bedeuten demnach, dass man glaubt, dem Einfluss des anderen hilflos ausgeliefert zu sein, nichts entgegensetzen zu können oder Einfluss auf den anderen nehmen zu müssen, weil er sonst nichts schafft. Partnerschaftsproblematik.

Psychosozialer Hintergrund der Funktionsstörungen
Muskelatrophie (Muskelschwund): Glauben, den Kampf mit

dem anderen verloren zu haben. Glauben, sich seinem Schicksal bzw. dem anderen ergeben zu müssen. Man hat aufgesteckt.

Muskeldystrophien (Muskelschwäche): Glauben, dem übergroßen Einfluss bzw. der Dynamik des Gegenübers Härte entgegensetzen zu müssen.

Muskelschmerz: Glauben, man ist der Arbeit hilflos ausgesetzt. Krampfhafte Bewältigung der Arbeit.

Muskelsteifheit: Glauben, dass der andere starr und unflexibel auf die wechselnden Bedingungen, die das Leben an die Partnerschaft stellt, reagiert.

Rheuma: Glauben, die Pflichten der Gemeinschaft über seine eigene Kraft hinaus erfüllt zu haben, um nicht von der Gemeinschaft getrennt zu sein, und trotzdem fühlt man sich getrennt.

Fibromyalgie: Glauben, man muss funktionieren und ist dem Leben hilflos ausgesetzt – wie man es in der Kindheit bei seiner Mutter miterleben musste. Krampfhafte Bewältigung des Alltages.

Sehnen und Bänder – Das Bündnis

Sehnen und Bänder hat die Natur erfunden, um Muskeln und Skelett zusammenzuhalten. Sie bestehen aus kollagenreichem Bindegewebe, sind also stark und relativ steif, etwa wie dicker Gummi. Bänder dienen als Brücken zwischen den Knochen, z. B. zwischen Ober- und Unterschenkel über das Knie; zudem verleihen sie den Gelenken Stabilität.

Soziale Thematik in der Gemeinschaft

Sehnenproblematiken bedeuten, dass man glaubt, keinen gleichberechtigten Platz in der Gemeinschaft bzw. Partnerschaft zu haben.

Bänderproblematiken bedeuten, dass man glaubt, seinen Lebenssinn in der Gemeinschaft bzw. Partnerschaft nicht leben zu können oder zu dürfen.

Psychosozialer Hintergrund der Funktionsstörungen

Achillessehnenriss: Glauben, dass der andere bzw. die Gemeinschaft sich sehr grob uns gegenüber verhält.

Achillessehnenentzündung: Glauben, dass andere bewusst unsere Schwächen ausnutzen.

Kreuzbandriss: Glauben, dass die Gemeinschaft endgültig die Grenzen des Ertragbaren überschritten hat. Plötzlicher Glaubenswechsel.

Gelenke – Die bewegte Gemeinschaft

Dort, wo Knochen aufeinandertreffen, befinden sich Gelenke, die mehr oder weniger große Bewegungsfreiheit erlauben. Viele der „einfachen" Freuden im Leben – essen, umarmen, spazieren gehen oder am Strand spielen – blieben uns versagt, hätten wir nicht unsere beweglichen Gelenke. Die wichtigsten Gelenke in unserem Körper sind die Synovialgelenke; sie produzieren die wichtige Gelenkschmiere und mindern die Reibung zwischen den Knochen. Gelenke sind besonders empfindlich: Es gibt über 100 Arten von Arthritis, bei denen sich das Gelenk entzündet oder dauerhaft geschädigt wird.

Soziale Thematik in der Gemeinschaft

Gelenkprobleme bedeuten, dass man glaubt, sich in der Gemeinschaft nicht so bewegen zu dürfen, wie man sich selbst gerne bewegen möchte. Rücknahme der Eigenbewegung zu seinen Lasten.

Psychosozialer Hintergrund der Funktionsstörungen

Arthrose: Glauben, gegenüber sich selbst hart sein zu müssen.

Arthritis (Gelenkentzündung): Glauben, sich nicht gegen die Enge der Familie bzw. Gemeinschaft bewegen zu dürfen, obwohl man eigentlich möchte. Fanatische Anpassungsproblematik.

Gelenkschwellungen: Glauben, sich der Bewegung der anderen in der Gemeinschaft beugen zu müssen. Emotionaler Stau.

Gelenkschwellung, chronisch: Lang anhaltender Glauben, sich der Bewegung der anderen in der Gemeinschaft beugen zu müssen. Sagt nichts.

Gelenkschwellung, schmerzlos (Knie): Glauben, sich nicht bewegen zu dürfen, weil man sich selbst in die Gemeinschaft eingelassen hat. Will keinen Anstoß erregen. Schuldproblematik.

Knacken der Gelenke: Angespannt und verunsichert, sich in der Gemeinschaft zu bewegen.

Gicht: Glauben, seine expansiven Selbstverwirklichungswünsche mit dieser Gemeinschaft nicht verwirklichen zu können.

Gicht der Hände: Glauben, trotz eigener Bemühungen von der Gemeinschaft schlecht behandelt zu werden. Ist sauer.

Ellbogengicht: Glauben, trotz eigener Bemühungen gewährt die Gemeinschaft nicht genügend Freiraum.

Bindegewebe – Die Bindungsbeziehungen

Das Bindegewebe kann man sich als Netz vorstellen, das den ganzen Körper durchzieht und sämtliche Teile des Körpers tatsächlich aneinander bindet. Es bindet sämtliche Körperzellen und dient ihnen als Lebensquelle. Es lagert Wasser ein, leider manchmal zu viel, und versorgt jede Zelle mit Nährstoffen und Sauerstoff, leitet Hormone und Abwehrstoffe weiter. Im Bindegewebsnetz hängen auch die ungeliebten Fettzellen, die von Natur aus nicht hässlich, sondern sehr nützlich sind: Sie wärmen den Körper und versorgen ihn mit Energie.

Soziale Thematik in der Gemeinschaft

Bindegewebsprobleme bedeuten, dass man glaubt, die Beziehungen in der Gemeinschaft um den Preis eigener Funktionsstörungen aufrecht zu erhalten. Es spiegelt unsere Empfindlichkeit gegenüber unseren Bindungsbeziehungen und unserer eigenen Bewegung wieder.

Psychosozialer Hintergrund der Funktionsstörungen

Lipohypertrophie (Wassereinlagerung im Fettgewebe, bevorzugt in den Beinen): Glauben, trotz unakzeptablen Verhaltens der Mutter an sie gebunden zu sein.

Bindegewebsschwäche: Glauben, dass die anderen einen viel zu stark in die Gemeinschaft einbinden.

Magersucht: Glauben, die Harmonie in der Familie aufrecht halten zu müssen, obwohl man nicht wirklich eine gute Sicht auf die Familie hat. „Abneigung zur Mutter."

Bulimie: Glauben, keinen geeigneten Standpunkt zur Mutter zu finden. „Abneigung zur Mutter mit Schuldgefühlen."

Übergewicht: Glauben, von der Gemeinschaft laufend Absagen zu erhalten bzw. erhalten zu haben, statt Zuspruch und Bestätigung seiner Persönlichkeit zu erfahren.

Lipome: Glauben, dass man in der Gemeinschaft weniger wird. Mangelndes Aktionspotenzial gegenüber der Beziehung.

Schleimhaut – Die Handlungspotenziale

Die Schleimhaut ist eine Haut ohne Hornschicht und Haare, sie kleidet hohle Organe aus – wie Magen, Darm, Nase, Mundhöhle und Gebärmutter – und bedeckt Augenlider und Scheide von innen. Die Drüsen geben einen sauren Schleim (pH-Wert 4,5 bis 5,5) ab, der Bakterien und Pilze davon abhält, in den Körper einzudringen, und die Haut feucht hält.

Soziale Thematik in der Gemeinschaft

Schleimhautproblematiken bedeuten, dass man glaubt, sich bewusst vom Verhalten, Arbeiten oder Gestalten anderer unterscheiden zu müssen, was aber der eigenen Persönlichkeit widerspricht.

Psychosozialer Hintergrund der Funktionsstörungen

Magenschleimhautentzündung: Glauben, sich in der Art, wie andere fremde Meinungen bzw. Vorstellungen aufnehmen, unterscheiden zu müssen.

Blasenschleimhautentzündung: Glauben, dem anderen nicht sagen zu dürfen, wie sehr er sich zu seinem Nachteil von anderen unterscheidet.

Nasenschleimhautentzündung (Rhinitis): Glauben, alle Ereignisse in Beziehung zu sich stellen zu müssen. Macht alles zu seiner Sache.

Nasennebenhöhlenentzündung (Sinusitis): Lang anhaltender Glauben, sich von Mutter, die als schlechter Mensch angesehen wird, unterscheiden zu müssen.

Polypen (Adenome): Glauben, sich im gemeinsamen „Machen" nicht mehr unterscheiden zu können.

Rhythmus des Körpers

Der Mensch hat das komplexeste Nervensystem aller Lebewesen. Wie alle hoch entwickelten Kommunikationssysteme übermittelt das Nervensystem Botschaften an einzelne Körperteile, die reibungslos miteinander funktionieren müssen. Dabei verarbeitet es Informationen von außen und aus dem Inneren des Körpers und passt sowohl biologische Vorgänge als auch unsere Verhaltensweisen ständig diesen Informationen an – es ist die Geburtsstunde unseres Bewusstseins. Die Thematik des Rhythmus unseres Körpers ist selbständiges Bewusstsein bzw. *Selbstbewusstsein* zu finden. Hierzu gehören das Zentralnervensystem (ZNS) mit Gehirn und Rückenmark und das periphere Nervensystem (PNS) mit dem somatischen und autonomen Nervensystem.

Funktionsstörungen im ZNS oder PNS zeigen, welches gedankliche Fremdbewusstsein wir gegenüber unserem sozialen Umfeld haben – zum Schaden unseres Selbstbewusstseins.

Wichtiger Hinweis: Die nachfolgenden Beschreibungen richten sich nicht an akute Krankheitsstörungen, die mit notwendigen schulmedizinischen Intensivmaßnahmen und entsprechenden Arzneien rasch und ohne Folgeerscheinungen verschwinden, sondern an langwierig, chronisch verlaufende Krankheiten. Viele dieser chronischen Krankheiten lassen sich durch eine sorgfältige *„Aufarbeitung der sozialen Krankheitsgeschichte"* oft dauerhaft bessern oder sogar ganz ausheilen. Zu wissen, was man selbst tun kann, um wieder gesund zu werden, ist wohl die wichtigste Voraussetzung für einen raschen Heilerfolg.

Zentralnervensystem – Der Vater bzw. die Männlichkeit

Das ZNS umfasst Gehirn und Rückenmark und grenzt sich so zum peripheren Nervensystem ab. Das ZNS ist durch Knochen (Schädel) und die Blut-Hirn-Schranke vom Blutkreislauf abgegrenzt. Die Blut-Hirn-Schranke wirkt wie eine Barriere, die verhindert, dass polare Substanzen in das Hirngewebe eindringen. Das ZNS hat zum restlichen Körper ein anderes Milieu bzw. einen anderen Rhythmus.

Soziale Thematik in der Gemeinschaft

Das ZNS repräsentiert den Vater bzw. die Männlichkeit, das PNS die Mutter.

Problematiken im Zentralnervensystem bedeuten demnach, dass man glaubt, sich dem Rhythmus des Vaters, und später im Erwachsenendasein dem männlichen Partner gegenüber, nicht anpassen zu können.

Psychosozialer Hintergrund der Funktionsstörungen

Multiple Sklerose: Glauben, sich gegen den männlichen Rhythmus erwehren zu müssen.

Hirnhautentzündung: Glauben, ein Leben zwischen „Himmel und Hölle" leben zu müssen und dabei den Glauben an sich selbst zu verlieren.

Parkinson: Glauben, den Vater nicht richtig gefühlt bzw. verstanden zu haben. Der Versuch, noch etwas Besonderes zu erreichen, was man aber nicht erreicht.

Schlaganfall: Glauben, für alle anderen, wie Familie, Partner oder Arbeitskollegen, funktionieren zu müssen.

Epilepsie: Glauben, sich dem Verhalten des Vaters anpassen zu müssen; innerlich verspürt man aber einen großen Unmut eben über dieses Verhalten. Enthusiastisches Engagement steigert sich als innere Spannung am Verhalten des Vaters und entlädt sich in Aggressivität nach außen oder in Krämpfen nach innen.

Morbus Alzheimer: Glauben, trotz größter Anstrengungen im Verlauf seines Lebens nur Graues gesammelt zu haben.

Migräne: Glauben, etwas tun zu müssen, was für einen selbst nicht gut ist bzw. was man eigentlich selbst nicht will und nicht wollte. „Andauernde Alarmbereitschaft gegenüber der Männlichkeit.“

Kopfschmerzen: Glauben, sich den augenblicklichen Lebensumständen bzw. Situationen in der Beziehung nicht „entziehen“ zu können.

Gehirntumor: Glauben, die Autorität bzw. Führungsrolle in der Gemeinschaft verloren zu haben.

Peripheres Nervensystem – Die Mutter

Das PNS ist zuständig für die Funktionen der inneren Organe und des Bewegungsapparates. Eine starre Abgrenzung zum ZNS ist nicht sinnvoll, da entweder der Zellkörper oder der Fortsatz der Nervenzellen im ZNS ihren Platz haben oder hineinreichen. Das PNS ist nicht durch eine Barriere wie die Blut-Hirn-Schranke des ZNS geschützt.

Soziale Thematik in der Gemeinschaft

Das PNS repräsentiert die Mutter bzw. Weiblichkeit. Problematiken im peripheren Nervensystem bedeuten demnach, dass man glaubt, sich dem Rhythmus der Mutter, und später im Erwachsenendasein der Partnerin gegenüber, nicht anpassen zu können.

Psychosozialer Hintergrund der Funktionsstörung

Trigeminusneuralgie: Glauben, über die Mutter bzw. Partnerin „gut" reden zu müssen, obwohl das Zusammenleben mit der Mutter bzw. Partnerin alles andere als gut ist.

Neuroborreliose, Pseudo-: Glauben, sich der Mutter „entziehen" zu müssen. Unpassende „Entzugshaltung" zur Mutter bzw. Weiblichkeit.

Krämpfe: Glauben, sich dem Verhalten der Mutter anpassen zu müssen; innerlich verspürt man aber einen großen Unmut eben über dieses Verhalten. Enthusiastisches Engagement steigert sich am Verhalten der Mutter als innere Spannung und entlädt sich in Aggressivität nach außen oder in Krämpfen nach innen. Inaktivität fördert Verkrampfungen.

Polyneuropathie: Glauben, der Mutter bzw. Weiblichkeit etwas entgegenbringen zu müssen, was einem aber selbst schadet. Glauben, gegenüber der Mutter bzw. der Weiblichkeit verpflichtet zu sein, sich in ihrem Sinne zu engagieren.

Neuropathischer Schmerz: Glauben, von den Eltern (Autorität) verlassen zu werden. Will die absolut sichere Beziehung und damit zu viel.

Versorgungssysteme des Körpers

Unser Körper ist nicht nur auf Kommunikationssysteme, sondern in erster Linie auf Sauerstoff und Nährstoffe angewiesen. Jede Zelle unseres Körpers ist wie eine Insel, die ihre Vorräte aus dem sie umgebenden Wasser bezieht, in das sie auch ihren Abfall entsorgt. Dieses außerzelluläre „Wasser" besteht aus dem flüssigen Teil des Blutplasmas, dessen Zusammensetzung ständig im Gleichgewicht gehalten werden muss. Die Thematik unserer Versorgungssysteme ist *Gleichgewicht von Fürsorge und Nutzen* für andere und sich selbst. Hierzu zählen die inneren Organe des Verdauungssystems, die Gefäßsysteme Blutkreislauf und Lymphe und das Atmungssystem.

Verdauungssystem

Die Thematik unseres Verdauungssystems ist nähren und erhalten. Leben erfordert die Aufnahme von Nährstoffen und das Entsorgen von Abfallprodukten. Der Verdauungstrakt hält die Versorgung und Entsorgung im Gleichgewicht (Homöostase).

Funktionsstörungen in den Versorgungssystemen unseres Körpers zeigen, welche gedankliche Haltung an Fürsorge wir gegenüber unserem sozialen Umfeld haben – ohne einen Nutzen daraus zu ziehen.

Wichtiger Hinweis: Die nachfolgenden Beschreibungen richten sich nicht an akute Krankheitsstörungen, die mit notwendigen schulmedizinischen Intensivmaßnahmen und entsprechenden Arzneien rasch und ohne Folgeerscheinungen verschwinden, sondern an langwierig, chronisch verlaufende Krankheiten. Viele dieser chronischen Krankheiten lassen sich durch eine sorgfältige *„Aufarbeitung der sozialen Krankheitsgeschichte"* oft dauerhaft bessern oder sogar ganz ausheilen. Zu wissen, was man selbst tun kann, um wieder gesund zu werden, ist wohl die wichtigste Voraussetzung für einen raschen Heilerfolg.

Speiseröhre – Der Drücker

Die 25 cm lange Speiseröhre drückt den Brei mit ihrer propulsiven Peristaltik, eine einschnürende Kontraktion der Muskulatur, in Richtung des Transports, in den Magen. Der Vorgang ist vergleichbar mit den U-Bahn-Drückern (Oshiya) in Japan.

Soziale Thematik in der Gemeinschaft
Probleme der Speiseröhre bedeuten, dass man glaubt, in Richtung der Gemeinschaft gearbeitet zu haben, und trotzdem keine Anerkennung und Wertschätzung erfährt.

Psychosozialer Hintergrund der Funktionsstörungen
Sodbrennen: Glauben, dem Druck der anderen standhalten zu müssen. Überforderung.
Speiseröhrenkrebs: Glauben, im Zweck des anderen richtig Druck gegenüber der Gemeinschaft machen zu müssen. Der Zweck heiligt dabei die Mittel, die man sonst nicht einsetzen würde.

Magen – Das Empfangszimmer (Oval Office)

Am Ende der Speiseröhre hängt ein Muskelsack – der Magen. Er kann sich um das 20-Fache dehnen. Hauptaufgabe des Magens ist die Zersetzung der *aufgenommenen* Speisen. Dabei helfen fünf Millionen Drüsen in der Magenwand, die täglich bis zu drei Liter Magensäure herstellen. Das Ergebnis ist ein Speisebrei, den wir nur zu sehen bekommen, wenn wir uns übergeben müssen. Manches ist eben schwer verdaulich (Schweinshaxe 8 Std.), anderes ist mit uns konform (Wasser 30 Min.).

Soziale Thematik in der Gemeinschaft

Aufnahmebereitschaft setzt voraus, zu wissen, was man gerade aufnimmt. Wenn wir die Meinungen anderer nicht verstehen, haben wir Probleme bzw. Angst, eben diese Meinungen *aufzunehmen. Das kann uns auf den Magen schlagen.* Magenprobleme bedeuten, dass man glaubt, die anderen „schleichen wie die Katze um den heißen Brei herum", sagen aber nicht, was ihre Vorstellung von Zusammenleben ist.

Psychosozialer Hintergrund der Funktionsstörungen

Magenkrämpfe: Glauben, dass die Mutter nicht wirklich sagt, was sie insgeheim von einem denkt. Man fühlt sich von der Mutter verraten.

Magenschmerzen: Glauben, man müsse sich mit der Gemeinschaft auseinandersetzen, was man eigentlich nicht will.

Appetitlosigkeit: Glauben, jeder persönliche Einsatz wäre sinnlos.

Magenblähungen: Glauben, in der momentanen Situation seiner Aktivität nicht sicher zu sein.

Magenkrebs: Glauben, die Vorstellungen und Meinungen anderer aufnehmen zu müssen, obwohl man selbst dagegen ist. Der Zweck heiligt die Mittel.

Magenentzündung (Gastritis): Glauben, sich in der Art, wie andere fremde Meinungen bzw. Vorstellungen aufnehmen, unterscheiden zu müssen.

Magengeschwür: Glauben, obwohl man sich auf den gemeinsamen Sinn von Gemeinschaft eingestellt hat, immer weniger zu werden.

Gallenblase – Der Lösungsvermittler

Täglich produzieren die Leberzellen einen Liter grüne, bittere Gallenflüssigkeit, die in der Gallenblase gespeichert wird. Kommt ein fetter Schweinebraten im Darm an, zieht sich die Gallenblase zusammen und entleert sich in den Zwölffingerdarm. Die emulgierende Kraft (zwei Flüssigkeiten, wie zum Beispiel Öl und Wasser, miteinander zu vermischen) der Gallensalze ermöglicht die Fettaufnahme ins Blut.

Soziale Thematik in der Gemeinschaft
Gallenblasenprobleme bedeuten, dass man glaubt, ständig Problemen ausgesetzt zu sein.

Psychosozialer Hintergrund der Funktionsstörungen
Gallensteine: Glauben, durch andere ständig „in Problemen" fest zu stecken. Man fühlt sich in der Gegenwart der anderen nicht sicher.

Gallenblasenkrebs: Glauben, die Probleme der anderen lösen zu müssen, obwohl man sich selbst dabei unsicher fühlt.

Bauchspeicheldrüse – Der Beziehungsstifter

Die Bauchspeicheldrüse (Pankreas) erfüllt zwei Zwecke: Sie stellt verschiedene Verdauungsenzyme her und produziert Insulin und Glukagon – zwei Hormone, die maßgeblich bestimmen, wie wir den Zucker aus der Nahrung verwerten. Das Zusammenspiel von Insulin und Glukagon regelt, wie viel Glukose sich ständig im Blut befindet, unabhängig davon, wie oft oder wie viel wir essen. Von diesem Feintuning hängt unser Überleben ab – denn Glukose ist der einzige Brennstoff, den das Gehirn nutzt.

Mit dem Ausschütten von einer Vielzahl an Enzymen ist die Bauchspeicheldrüse ein Beziehungsstifter, der die Beziehungen zwischen den anderen angleicht (Enzyme) oder verstärkt (Hormon Insulin), und so den Weg ebnet für Orientierung, Annäherung, Anpassung in Beziehungen.

Soziale Thematik in der Gemeinschaft

Bauchspeicheldrüsenprobleme bedeuten, dass man glaubt, trotz sozialer Verbindlichkeit für die Gemeinschaft, ausgegrenzt und abgewertet worden zu sein.

Psychosozialer Hintergrund der Funktionsstörungen

Bauchspeicheldrüsenkrebs: Glauben, im Sinne der anderen Beziehungen aufrecht halten zu müssen, die einen selbst nicht erfüllen bzw. für einen selbst eine Abwertung darstellen.

Bauchspeicheldrüsenentzündung: Glauben, trotz großer Beziehungstaten, die man für die Gemeinschaft selbstlos erbracht hat, ausgegrenzt und abgewertet worden zu sein.

Bauchspeicheldrüseninsuffizienz: Glauben, zu den Beziehungen der Gemeinschaft nichts beitragen zu können, obwohl man doch seinen Beitrag geleistet hat. Selbstabwertung!

Diabetes mellitus Typ 1: Glauben, als liebendes Verbindungselement zwischen Mutter und Vater agieren zu müssen, doch es läuft nicht so, wie man sich es vorstellt. „Alles außer Kontrolle" oder Gefühl der Ausgrenzung.

Dünndarm – Der Eigenbrötler

Direkt an den Magenpförtner schließt der Dünndarm an, genauer der Zwölffingerdarm. Hierhin schicken Bauchspeicheldrüse und Gallenblase ihre Säfte. Der Dünndarm leistet die Hauptarbeit der Verdauung. In ihm werden 90 % der Nährstoffe aus der Nahrung aufgespalten und in den Kreislauf entlassen. Der Schlüssel zu dieser Funktion liegt in der Diffusion der Nährstoffe. Eine Diffusion ist eine allmähliche Durchmischung verschiedener Substanzen durch die eigene Bewegung, ohne äußere Energieeinwirkung.

Soziale Thematik in der Gemeinschaft

In Süddeutschland wurden im letzten Jahrhundert noch Bewohner eines Alten- und Pflegeheims, die ihr „eigenes Brot" aßen, also auf eigene Kosten dort untergebracht waren, als „Eigenbrötler" bezeichnet.

Dünndarmproblematiken bedeuten demnach, dass man glaubt, in seinen Eigenbewegungen von der Gemeinschaft eingeschränkt zu werden, auf die man sich selbst eingelassen hat.

Psychosozialer Hintergrund der Funktionsstörungen

Zwölffingerdarmgeschwür: Glauben, dass man in der Gemeinschaft immer weniger Eigenes bzw. eigene Bewegungen machen kann.

Darmverschluss: Glauben, dass es so nicht weitergehen kann. Man fühlt sich zu sehr von den anderen abhängig.

Divertikel im Dünndarm: Glauben, Rückschritte in seiner Eigendarstellung machen zu müssen, um in der Gemeinschaft mit seiner Individualität anerkannt zu sein.

Krämpfe des Darms: Glauben, der Mutter nicht zumuten zu können, sein „eigenes Brot" zu essen bzw. sein eigenes Leben zu bestreiten. In Liebe zur Mutter beschränkt man seine sozialen Bewegungen.

Dünndarmentzündung (Enteritis): Glauben, die Gemeinschaft respektiert nicht seine Eigenbewegungen und steht so auf „verlorenem Posten".

Durchfall (Diarrhoe): Glauben, im Kampf um Eigenständigkeit durchgefallen zu sein bzw. in Frage gestellt zu sein. Gefühl, zwischen Himmel und Höhle zu hängen.

Morbus Crohn: Glauben, in der gemeinsamen Zusammenarbeit verloren zu haben, obwohl man selbst alles für den anderen aufgegeben hat. Der Eigenanteil am Verlust wird nicht erkannt.

Histamin-Intoleranz: Glauben, gegenüber der Partnerschaft offen Widerstand (Rebellion) nicht wagen zu dürfen.

Laktose-Intoleranz: Glauben, sich dem Verhalten des Partners angleichen zu müssen.

Gluten-Intoleranz: Glauben, sich der Arbeitsweise (Handlung) des Partners angleichen zu müssen.

Sulfit-Intoleranz: Glauben, in der Logik des Partners leben zu müssen. Man fühlt sich seinen Vorstellungen „entrissen".

Dickdarm – Der Macher

Der Dickdarm ist ein Hohlorgan und der letzte Teil des Verdauungstraktes beim Menschen und hat die Aufgabe „fest machen und ausscheiden". Fest machen heißt Rückgewinnung von Wasser und Speicherung des Stuhlinhaltes bis zur Leerung. Er besitzt keine Zotten.

Soziale Thematik in der Gemeinschaft

Dickdarmproblematiken bedeuten, dass man glaubt, in der Gemeinschaft als Macher unbeachtlich zu sein. Machen wir mit, wo wir nicht mitmachen wollen oder machen wir nicht mit, wo wir eigentlich mitmachen möchten, kommt es zu Störungen im Dickdarm.

Psychosozialer Hintergrund der Funktionsstörungen

Dickdarmkrebs: Glauben, seinen Handlungsdrang dem Zweck des anderen unterordnen zu müssen. Man fühlt sich in seiner Präsenz als *Macher* unbeachtlich gegenüber dem anderen.

Divertikel im Dickdarm: Glauben, in der Gemeinschaft nicht mehr als „Macher" anerkannt zu werden.

Colitis ulcerosa: Glauben, in der Beziehung alles machen zu müssen, damit auch alles gut läuft.

Dickdarminfektion: Glauben, mit seinem Handeln bzw. Machen ins Leere zu laufen. Man kann machen, was man will, man verliert trotzdem.

Dickdarmentzündung: Furcht, Fehler gemacht zu haben.

Reizdarmsyndrom: Glauben, man müsse mit den anderen etwas machen bzw. unternehmen, was man eigentlich nicht machen will.

Polypen (Adenome): Glauben, sich im gemeinsamen „Machen" nicht mehr unterscheiden zu können.

Leber – Der Steuermann

Die Leber ist mit 1,5 kg die größte Drüse in unserem Körper und *Steuerzentrale* für unseren Stoffwechsel. Neben ihrer Funktion als Entgiftungsstation, die Schadstoffe im Blut abbaut, *steuert* die Leber den Energie- und Hormonhaushalt des Körpers. Sie verarbeitet und speichert lebenswichtige Substanzen, wie Fette, Zucker, Eiweiße, Vitamine und Mineralien. Täglich produziert sie Gallensaft und baut Giftstoffe ab.

Soziale Thematik in der Gemeinschaft
Leberprobleme bedeuten, dass man glaubt, aus der Gemeinschaft ausgeschlossen zu sein bzw. nicht nach seinen Vorstellungen integriert zu sein. Glauben, sich nach den Vorstellungen der anderen verhalten zu müssen. Kann die Gemeinschaft nicht nach seinen Vorstellungen leben. Leberproblematiken = leicht beeindruckbar!

Psychosozialer Hintergrund der Funktionsstörungen
Hepatitis: Glauben, die Vorstellungen der anderen leben zu müssen, um integriert zu sein. Macht sich die Vorstellungen der anderen zu eigen, obwohl man anderer Vorstellung ist.

Lebertumor: Glauben, die Wünsche und Ziele des anderen in sein Leben integrieren zu müssen. Unterordnung der eigenen Lebensziele für eine materielle Versorgung.

Leberentzündung: Glauben, dass man die Ziele bzw. Vorstellungen der anderen leben muss. Dabei fühlt man sich schnell als Verlierer.

Leberfibrose: Glauben, den anderen helfen zu müssen und trotzdem nicht integriert zu sein.

Leberzirrhose (Schrumpfleber): Glauben, dass man immer mehr für die Gemeinschaft tun muss, aber immer weniger integriert ist.

Fettleber: Glauben, in der Gemeinschaft um den Preis eigener Funktionsstörungen eingebunden sein zu müssen.

Harntraktsystem

Die Thematik unseres Harntraktes ist die Ausscheidung von Abfallstoffen. Der Harntrakt entsorgt stickstoffhaltige Substanzen, überschüssiges Wasser und Salze aus dem Blut in Form von Urin. So ist gewährleistet, dass der osmotische Druck in unserem Körper im Gleichgewicht (Homöostase) bleibt.

Funktionsstörungen im Harntrakt zeigen, dass Emotionen, die in zwischenmenschlichen Beziehungen anfallen, „über das Maß" nicht gelebt werden – zum eigenen Leidwesen.

Wichtiger Hinweis: Die nachfolgenden Beschreibungen richten sich nicht an akute Krankheitsstörungen, die mit notwendigen schulmedizinischen Intensivmaßnahmen und entsprechenden Arzneien rasch und ohne Folgeerscheinungen verschwinden, sondern an langwierig, chronisch verlaufende Krankheiten. Viele dieser chronischen Krankheiten lassen sich durch eine sorgfältige *„Aufarbeitung der sozialen Krankheitsgeschichte"* oft dauerhaft bessern oder sogar ganz ausheilen. Zu wissen, was man selbst tun kann, um wieder gesund zu werden, ist wohl die wichtigste Voraussetzung für einen raschen Heilerfolg.

Niere – Der Buchhalter der Emotionen

Die Nieren bilanzieren (italienisch: bilancia = Waage) den Wasserhaushalt und dienen damit der langfristigen Blutdruckeinstellung und regulieren den Säure-Basen-Haushalt. Als Klärwerk filtern sie Giftstoffe, Medikamentenreste und

Abbauprodukte des Stoffwechsels aus dem Körper, wie Kreatin, Harnstoff und Harnsäure.

Soziale Thematik in der Gemeinschaft

Nierenprobleme bedeuten, dass man glaubt, in ungleicher Gemeinschaft bzw. Partnerschaft zu leben, und nichts dagegen unternehmen kann. „Ein Schrecken ohne Ende." Lösung ist Einswerden mit dem Partner oder Trennung zum Wohle aller.

Psychosozialer Hintergrund der Funktionsstörungen

Nierensteine: Glauben, dass man in den weitreichenden Auswirkungen der Entscheidungen anderer untergeht bzw. „gefressen" wird. Nierensteine bestehen überwiegend aus Calciumoxalat, das in der Pflanzenwelt als „Fraßverteidigung" gilt.

Nierenentzündung (Nephritis): Glauben, dass man alles gegeben, aber trotzdem verloren hat.

Schrumpfniere: Glauben, in der ständigen Auseinandersetzung, wie Partnerschaftsbindungen sein müssen, die „ideale" Bindung schaffen zu müssen.

Nierenschmerzen: Glauben, mit der emotionalen Vermittlung in der Gemeinschaft bzw. Partnerschaft überfordert zu sein. Man ist der Rolle als Friedensengel überdrüssig.

Nierenbeckenentzündung: Glauben, seine Vorstellungen von einer ausgeglichenen Gemeinschaft bzw. Partnerschaft unterdrücken zu müssen, was man nicht wirklich will.

Nierenschwäche, allgemein: Glauben, durch die sozialen Anforderungen der anderen überfordert zu sein.

Nierenkrebs: Glauben, im Zweck des anderen die Balance der Partnerschaft aufrecht halten zu müssen. Bemüht um Festigkeit der Partnerschaft, obwohl der Partner labil ist.

Nierenversagen (Chronische Niereninsuffizienz): Glauben, sich mit seinem Feind verbinden zu müssen, um Unerträgliches ertragen zu können. Kann aufgrund dieser Umstände keinen Beitrag zur Versorgung der Gemeinschaft beitragen.

Harnleiter – Die emotionale Verbindung

Der Harnleiter zählt zu den paarigen ableitenden Harnwegen und verbindet die Nieren mit der Harnblase.

Soziale Thematik in der Gemeinschaft

Harnleiterprobleme bedeuten, das emotionale Ungleichgewicht ausgleichen zu müssen.

Psychosozialer Hintergrund der Funktionsstörungen

Harnleiterentzündung: Glauben, zwischenmenschliche Konflikte alleine lösen zu müssen, was nicht wirklich gelingt. „Unveränderte Konflikte."

Harnblase – Der emotionale Sprecher

Die Harnblase ist ein Hohlorgan, das als regulativer Zwischenspeicher mit einem Fassungsvermögen von ca. 500 bis 800 ml für den Urin dient und den Harn willentlich, unter Kontrolle des zentralen Nervensystems, in Abhängigkeit von inneren und äußeren Reizen und nur von Zeit zu Zeit abgibt.

Soziale Thematik in der Gemeinschaft

Harnblasenprobleme bedeuten, dass man glaubt, nicht sprechen zu dürfen, wo man doch emotional betroffen ist und eigentlich mitsprechen möchte und auch muss. Sprache ist ein Regulativ im sozialen Zusammenleben.

Psychosozialer Hintergrund der Funktionsstörungen

Blasenentzündung (Zystitis): Glauben, Worte, die einem auf der Zunge brennen, nicht sagen zu dürfen. Eine Partnerschaft zwischen „Himmel und Hölle", ohne dass darüber gesprochen wird. Viele Enttäuschungen im emotionalen Leben.

Blasenkrebs: Glauben, im Sinne einer gemeinsamen Partnerschaft den anderen „lautlos" ertragen zu müssen.

Blasengeschwür: Glauben, in der gemeinschaftlichen Aussprache immer mehr den Kürzeren zu ziehen bzw. zu unterliegen.

Harninkontinenz: Glauben, die Sehnsüchte und Wünsche, die einen antreiben, dem anderen nicht sagen zu können bzw. zu dürfen. Gefühl des Besiegtseins und gleichzeitig „den Hausfrieden bewahren".

Harndrang, häufig: Glauben, sich über die Partnerschaft bzw. Gemeinschaft exponieren zu müssen.

Bettnässen (Enuresis): Glauben, durch die kontrollierenden Handlungen von Mutter oder Vater die Kontrolle über sich selbst verloren zu haben.

Harnröhre – Die Blockade

Die Harnröhre beginnt am unteren Ende der Harnblase und mündet beim Mann auf der Eichel und bei der Frau im Scheidenvorhof.

Soziale Thematik in der Gemeinschaft

Harnröhrenprobleme bedeuten, dass man glaubt, seine emotionalen Regungen zur Erhaltung der zwischenmenschlichen Beziehung zurückhalten zu müssen. Man darf sich emotional nicht gehen lassen!

Psychosozialer Hintergrund der Funktionsstörungen

Entzündung der Harnröhre: Glauben, sich bis zur Erschöpfung emotional zurückhalten zu müssen. Vermeidung von Konfrontationen!

Harnröhrenkarunkel: Glauben, sich emotional im Sinne des anderen zurücknehmen zu müssen. Blockierte Leidenschaft. Macht sich die emotionale Blockade des Beziehungspartners zu eigen!

Schmerz der Harnröhre: Glauben, sich nicht emotional äußern zu dürfen, um nicht plötzlich allein dazustehen. Emotionale Inaktivität.

Herz-Kreislauf-System mit Lymphe

Wie viele andere Lebewesen verfügt der Mensch über einen großen und komplexen Körper und benötigt deshalb eine starke „Pumpe" sowie ein ausgedehntes Transportsystem, damit das Blut zu den Abermillionen von Zellen gelangen kann. Das menschliche Herz-Kreislauf-System transportiert Sauerstoff, Nährstoffe, Hormone und weitere wichtige Substanzen.

Die Thematik unseres Herz-Kreislauf-Systems ist demnach der *Transport.* Unser Körper ist auf Transportsysteme angewiesen, die Nährstoffe und Giftstoffe transportieren und so im Gleichgewicht halten.

Funktionsstörungen im Herz-Kreislauf-System zeigen, welche gedankliche Haltung wir von anderen übernommen haben und in unsere sozialen Wechselbeziehungen transportieren – zum Leidwesen unseres Transportsystems.

Wichtiger Hinweis: Die nachfolgenden Beschreibungen richten sich nicht an akute Krankheitsstörungen, die mit notwendigen schulmedizinischen Intensivmaßnahmen und entsprechenden Arzneien rasch und ohne Folgeerscheinungen verschwinden, sondern an langwierig, chronisch verlaufende Krankheiten. Viele dieser chronischen Krankheiten lassen sich durch eine sorgfältige *„Aufarbeitung der sozialen Krankheitsgeschichte"* oft dauerhaft bessern oder sogar ganz ausheilen. Zu wissen, was man selbst tun kann, um wieder gesund zu werden, ist wohl die wichtigste Voraussetzung für einen raschen Heilerfolg.

Blut – Der Treibstoff

Blut ist der Treibstoff und versorgt jede einzelne Körperzelle mit Brennstoffen, Sauerstoff und mit Botenstoffen. Andererseits entsorgt das Blut auch Schlacken und Kohlendioxid. Krankheitserreger werden abgewehrt und Wunden verschlossen. 6 Liter Blut kreisen durch den Körper.

Soziale Thematik in der Gemeinschaft
Blutprobleme bedeuten, dass man glaubt, sein individuelles „Treiben" ist durch das Treiben der anderen eingeschränkt.

Psychosozialer Hintergrund der Funktionsstörungen
Anämie, Blutarmut: Glauben, mit seinem eigenen Treiben gegenüber anderen unbeachtlich zu sein. Hält sich in der gegenseitigen Kommunikation zurück.
Blutkrebs, Leukämie: Glauben, sich nicht gegen das unliebsame Treiben des anderen zur Wehr setzen zu dürfen. Handelt emotional im Sinne des anderen.
Bluthochdruck: Glauben, man muss sich den Bewegungen des anderen anpassen, um in der Gemeinschaft akzeptiert zu sein.
Blutungsneigung: Glauben, das Maß an Anpassung an die Gemeinschaft ist übererfüllt.

Herz – Der Widerstandskämpfer

Kernstück des Herz-Kreislauf-Systems ist das Herz. Das schwer arbeitende Herz ist etwa faustgroß, wiegt rund 450 Gramm und liegt in der Mitte des Brustkorbs zwischen den beiden Lungenflügeln und wird von unten durch das Zwerchfell gestützt. Das Herz ist ein Hohlorgan und untersteht als einziges Hohlorgan nicht den willentlichen Entscheidungen des Nervensystems. Das Herz hat keine Nervenzellen, sondern an deren Stelle spezialisierte Herzmuskelzellen. Es ist damit auf sich selbst „zurückgeworfen". Das Herz ist Zentrum für die Umverteilung von venösem (vom Körper zur Lunge) und arteriellem (von der Lunge zum Körper) Blut. Das Herz wird umgangssprachlich als Pumpe bezeichnet; und Pumpen transportieren Flüssigkeiten und müssen dabei *Durchflusswiderstände* im System überwinden.

Soziale Thematik in der Gemeinschaft

Herzprobleme bedeuten, dass man glaubt, in der Partnerschaft bzw. Eltern-Kind-Beziehung beherrscht und bestimmt zu werden und dem Widerstand leisten zu müssen. „Erstickende Liebe oder Forderungen."

Psychosozialer Hintergrund der Funktionsstörungen

Herzschwäche (Herzinsuffizienz): Glauben, als eigenständige Person in Frage gestellt zu sein.

Herzschmerzen (Angina Pectoris): Glauben, dass man nicht weiß, wie man momentane zwischenmenschliche Forderungen in seinem Leben überwinden kann. Glauben der fehlenden Durchsetzungskraft.

Herzklopfen, Herzrasen: Glauben, trotz extremen Bemühens, Eifer und Einsatz sich nicht durchsetzen zu können.

Herzinfarkt: Glauben, trotz extremem Arbeitseinsatz und sozialem Engagement vermeintliche, soziale Forderungen der anderen nicht überwinden zu können. Kann der emotionalen Überforderung kein Ende setzen.

Herzbeutelentzündung: Glauben, trotz herzlichem Einsatz von anderen stark eingeengt zu werden. „Unveränderte Emotionen, wie Wut und Ärger."

Herzrhythmusstörungen: Glauben, in seinen liebevollen Bemühungen keine Resonanz von anderen zu erfahren.

Blutbahnen – Der Bluttransport

Unser Kreislauf besteht aus Blutbahnen, die zusammen genommen annähernd 97.000 km lang sind. Der Stoffaustausch findet überwiegend in den kleinsten Gefäßen, den Kapillaren, statt, die nicht der willkürlichen Kontrolle unterworfen sind. Generell transportieren nährstoffreiche Arterien das Blut vom Herzen weg, abfallreiche Venen dagegen befördern Blut zum Herzen.

Soziale Thematik in der Gemeinschaft

Venenprobleme bedeuten, dass man glaubt, sich nicht gegen den Vater erwehren zu dürfen.

Arterienprobleme bedeuten, dass man glaubt, sich nicht gegen die Mutter erwehren zu dürfen.

Psychosozialer Hintergrund der Funktionsstörungen

Arteriosklerose: Glauben, von der Mutter bzw. vom weiblichen Partner in ein Korsett gepresst zu werden, gegen das man sich nicht wirklich erwehren kann oder darf. So und nicht anders!

Krampfadern: Glauben, dass man in den Augen des Vaters bzw. der Männlichkeit minderwertig ist. Glauben, dass sich der Vater abfällig gegenüber der Familie verhält.

Venenentzündung: Glauben, durch den Vater in seiner Selbstentfaltung, Beweglichkeit eingeschränkt zu sein. Kann nicht mit dem, was man selbst will, hervortreten.

Thrombose der Venen: Glauben, trotz extremem Engagement und Bemühen, die Bedingungen zu erfüllen, keine Anerkennung vom Vater zu erhalten. Kompromisslos, aber Angst, allein dazustehen.

Aneurysma: Glauben, sich dem Korsett von der Mutter erwehren zu müssen.

Lymphgefäß – Das Recyclingsystem

Die Aufgabe des Lymphgefäßsystems ist es, die im Gewebe aufgenommene Lymphe (Gewebswasser) wieder dem Blutkreislauf zuzuführen. Damit ist das Lymphgefäßsystem ein Recyclingsystem. Es fängt das Gewebswasser auf, das aus den Gefäßen ausläuft, und bringt es zu ca. 600 Sammelstellen (Lymphknoten). Die Lymphknoten sind die ersten Filterstationen (Recyclinghöfe), dann geht es weiter zu der Milz (überregionale Recycling- und Abfallverwertungsanlage), die die roten Blutkörperchen einsammelt, sortiert und entsorgt. Das Lymphsystem hat keine eigene Pumpstation, wie der Blutkreislauf das Herz hat, sondern bezieht ihre Fließbewegung durch unsere Körperbewegung. Deshalb ist ausreichende Bewegung so wichtig.

Soziale Thematik in der Gemeinschaft

Lymphgefäßprobleme bedeuten, dass man glaubt, von der Gemeinschaft sozial abgewertet zu werden.

Psychosozialer Hintergrund der Funktionsstörungen

Lymphödem: Glauben, seinen emotionalen Unmut über die Abwertung seiner Person unterdrücken zu müssen.

Lymphdrüsenentzündung: Glauben, durch die Unterdrückung und Abwertung durch die Gemeinschaft verloren zu haben. „Anklage oder endloses Klagen."

Lymphdrüsenkrebs: Glauben, im Zweck des anderen die Abwertung bzw. Unterdrückung tragen zu müssen.

Pfeiffer'sches Drüsenfieber: Glauben, in der Logik der anderen die Abwertung annehmen zu müssen.

Lymphknoten – Die Trennung

Lymphknoten wirken als Filter und enthalten ein dichtes Faserflecht, das Trümmer- und Fremdstoffe zerstört und entfernt.

Soziale Thematik in der Gemeinschaft

Lymphknotenprobleme bedeuten, dass man glaubt, sich von problematischen Beziehungen nicht trennen zu dürfen bzw. zu können.

Psychosozialer Hintergrund der Funktionsstörungen

Harte Lymphknoten: Glauben, eisern der Unterdrückung widerstehen zu müssen. Hat sich eingebunkert. „Lieber sterbe ich, als mich zu trennen."

Lymphome, gutartig: Glauben, in der Logik des anderen handeln zu müssen, um einer Trennung aus dem Weg zu gehen.

Milz – Der Lumpensammler

Die Milz ist ein Organ des Lymphsystems und in den Blutkreislauf eingeschaltet. Hier werden rote Blutkörperchen
eingesammelt, sortiert und entsorgt. Sie nutzt Abfälle, um
Rohstoffe (Lymphozyten) zurückzugewinnen, zu speichern
und zurückzuführen. Früher waren es Lumpensammler,
heute wird es als Recycling (engl. für „Wiederverwertung"
oder „Wiederaufbereitung") bezeichnet.

Soziale Thematik in der Gemeinschaft
Milzprobleme bedeuten, dass man glaubt, wertvoll für die
Gemeinschaft zu sein, aber keinen Nutzen daraus zieht.
Leisetreter.

Psychosozialer Hintergrund der Funktionsstörungen
Milztumor: Glauben, im Sinne des anderen jemanden darstellen zu müssen, der man in Wirklichkeit nicht ist und
nicht sein möchte.
Milzschmerz: Glauben, dass man in der Gemeinschaft seinen
Wert verloren hat.
Schwellung der Milz: Glauben, dass man für die anderen sehr
wertvoll ist, aber trotzdem nicht bestätigt wird.
Milzentzündung: Glauben, sich zum anderen nicht richtig
abgrenzen oder unterscheiden zu können. Pflichterfüllung
zum eigenen Leidwesen.
Milzstiche: Glauben, trotz größter Bemühungen von anderen abgelehnt zu werden. „Verlorene Lebensfreude."

Atmungssystem

Ohne Nahrung und Wasser kommt der Körper notfalls tagelang aus, ohne Sauerstoff nur wenige Minuten. Sauerstoff verschafft dem Menschen den lebensnotwendigen Stoffwechsel, ohne den die Zelle keine ihrer Funktionen erfüllen könnte.

Das Atmungssystem ähnelt mit seiner Luftröhre, Bronchien und Lungenbläschen einem umgekehrten Baum. Die Luftröhre ist der Stamm, die Bronchien sind das Astwerk und die Lungenbläschen die Blätter, die für den Gasaustausch von Sauerstoff und Kohlendioxid verantwortlich sind.

Die Thematik unseres Atmungssystems ist *emotionaler Austausch*. In jedem einzelnen Augenblick spielen Emotionen eine Schlüsselrolle, der Brennstoff menschlichen Wesens.

Funktionsstörungen im Atmungssystem zeigen, welchen gedanklichen Austausch wir gegenüber unserem sozialen Umfeld haben — und dabei zu unserem Nachteil vertauschen bzw. durcheinanderbringen.

Wichtiger Hinweis: Die nachfolgenden Beschreibungen richten sich nicht an akute Krankheitsstörungen, die mit notwendigen schulmedizinischen Intensivmaßnahmen und entsprechenden Arzneien rasch und ohne Folgeerscheinungen verschwinden, sondern an langwierig, chronisch verlaufende Krankheiten. Viele dieser chronischen Krankheiten lassen sich durch eine sorgfältige „*Aufarbeitung der sozialen Krankheitsgeschichte*" oft dauerhaft bessern oder sogar ganz ausheilen. Zu wissen, was man selbst tun kann, um wieder gesund zu werden, ist wohl die wichtigste Voraussetzung für einen raschen Heilerfolg.

Nase – Die Verbindung

Die Nase enthält das Geruchsorgan mit seinen Sinneszellen. Die Aufgabe der Nase ist das Erwärmen, Anfeuchten und Filtern der Atemluft sowie das Riechen.

Soziale Thematik in der Gemeinschaft
Nasenprobleme bedeuten, sich mit den Bindungen des Lebens nicht erwärmen bzw. anfreunden zu können.

Psychosozialer Hintergrund der Funktionsstörungen
Niesen (häufig hintereinander): Glauben, nicht voranzukommen bzw. etwas loswerden zu müssen. Man fühlt sich gestört!
Nasenbluten: Glauben, von der gemeinschaftlichen Lebensfreude unüberwindbar getrennt zu sein.
Schnupfen: Glauben, alle und alles fällt über uns her. Macht dabei alles zu seinem Problem.

Kehlkopf – Der Tonangebende

Der Kehlkopf dient vor allem der Atmung und der Stimmbildung. Er ist eine ventilartige Klappe, der Kehldeckel, der die Aufgabe hat, einströmende Luft in die Luftröhre und aufgenommene Nahrung in die Speiseröhre zu leiten. Speisereste in der Luftröhre sind z. B. ein Grund für plötzlichen Säuglingstod. Die Stimmlippen sind für unsere Stimmgebung verantwortlich und Teil des Kehlkopfes.

Soziale Thematik in der Gemeinschaft

Kehlkopfprobleme bedeuten, dass man glaubt, den Ton angeben zu müssen, um emotionalen Über- oder Unterdruck in der Gemeinschaft auszugleichen.

Psychosozialer Hintergrund der Funktionsstörungen

Kehlkopfentzündung (Laryngitis): Glauben, in der Logik des anderen den Ton angeben zu müssen und deshalb seine Lebensvorstellungen immer mehr verkleinern zu müssen.

Kehlkopfkrebs: Glauben, im Zweck des anderen den Ton angeben zu müssen und deshalb etwas tun zu müssen, was man nicht möchte.

Kehlkopfreizung/Räuspern: Glauben, sich nicht wirklich äußern zu dürfen.

Sprachverlust: Glauben, sich von den eingefahrenen Mustern der anderen lösen zu müssen, aber es nicht wirklich nach außen bringen zu dürfen.

Schilddrüse – Die Expansion

Die Schilddrüse ist eine Hormondrüse und befindet sich am Hals unterhalb des Kehlkopfes und ist die zentrale Energiebehörde in unserem Körper. Sie stellt die Energiehormone Trijodthyronin (T3) und Thyroxin (T4) her, die unseren Stoffwechsel in allen Körperzellen anregen. Ohne Energie kein Leben, keine Expansion.

Die Schilddrüse erscheint in der Evolution erstmals bei Amphibien-Tieren, die vom Wasser aus das Land erobern. Damit steht die Schilddrüse für Expansion bzw. Eroberung und Jod für Perspektive – sein Land, seine Vorstellungen vom

Leben zu erobern. Es sind unsere expansiven Wünsche und Vorstellungen, die die Schilddrüse in unserem Körper repräsentiert und uns zum Verlassen der Heimat anspornt, aber auch fehlende Perspektive in der Lebensumgebung – nicht die Not.

Soziale Thematik in der Gemeinschaft

Schilddrüsenprobleme bedeuten, dass man glaubt, seine Vorstellungen, Wünsche bzw. Ziele nicht leben zu können.

Psychosozialer Hintergrund der Funktionsstörungen

Schilddrüsenüberfunktion: Glauben, dass die eigenen Wünsche und Vorstellungen in der Gemeinschaft bzw. Partnerschaft oder im Beruf kein Gewicht haben.

Schilddrüsenunterfunktion: Glaubt zu wissen, wie das Leben gelebt werden muss, setzt die Vorstellungen aber nicht in Handlungen um.

Morbus Basedow: Glauben, die Vorstellungen und Wünsche des anderen vertreten und leben zu müssen – *gegen jeden Widerstand*, und wenn es sein muss, auch gegen die eigenen Lebensvorstellungen.

Schilddrüsenentzündung (Hashimoto Thyreoiditis): Glauben, der andere geht unter, wenn man seine eigenen Wünsche und Vorstellungen leben würde.

Schilddrüsenkrebs: Glauben, im Sinne des anderen leben zu müssen. Aufgabe der eigenen Wünsche und Vorstellungen. Der Zweck heiligt die Mittel!

Struma (Kropf): Glauben, an den Vorstellungen und Wünschen der Gemeinschaft bzw. Partnerschaft immer weniger Anteil zu haben.

Heißer Knoten (Autonomes Adenom): Glauben, dass der andere seine Drohung vom Untergang wahr macht, wenn wir unsere Vorstellungen leben. *Stiller Protest.*

Kreisrunder Haarausfall: Glauben, der Partner würde sich etwas antun, wenn man seine Vorstellungen ohne den anderen leben würde. „Notwendige Trennung nicht möglich."

Luftröhre – Der Trieb

Die Luftröhre ist ein rund 10 cm langes, elastisches Rohr zum Ein- und Auslass der Atemluft und beginnt am Kehlkopf. An ihrem Ende teilen sich die Atemwege in zwei Bronchien, die sich in der Lunge dann immer weiter verzweigen. Auf ihrer Reise von der Nase zu den Alveolen wird die Luft über die Luftröhrenschleimhaut erwärmt und angefeuchtet.

Soziale Thematik in der Gemeinschaft

In der Analogie des umgedrehten Baumes ist die Luftröhre mit einem jungen Trieb vergleichbar, der aus dem Boden in öffentliches Erscheinen und in Kontakt tritt. Das Erscheinen und die Kontaktaufnahme bergen gleichzeitig auch große Gefahren.

Luftröhrenprobleme bedeuten, dass man glaubt, von anderen emotional ausgenutzt zu werden.

Psychosozialer Hintergrund der Funktionsstörungen

Entzündung der Luftröhrenschleimhaut (Katarrh): Glauben, sich als emotionslos und kalt geben zu müssen, um sich von den anderen unterscheiden zu können.

Bronchien – Der Stamm

Die Bronchien sind die Transportwege (Atemwege) zu den Lungenbläschen. Wie für den jungen Trieb gilt auch für den Stamm Gleiches. Sind die Lebensbewegungen und die Schaffung eigener Lebensräume holprig, kommt es zu Asthma bronchiale. Man fühlt sich als künftiges Opfer, das ausgenutzt werden kann, allein weil es in Erscheinung tritt. Verengung der Bronchien durch Entzündung der Schleimhaut. Zusätzlicher Schleim verengt zusätzlich die Atemwege.

Soziale Thematik in der Gemeinschaft
Bronchienprobleme bedeuten, dass man glaubt, sich nicht äußern zu dürfen, um keinen Anstoß zu erregen. Emotionale Befangenheit.

Psychosozialer Hintergrund der Funktionsstörungen
Bronchitis: Glauben, sich emotionslos und kalt geben zu müssen, um sich von den anderen unterscheiden zu können. *Asthma bronchiale:* Glauben, sich gegenüber der Mutter bzw. Weiblichkeit nicht emotional äußern zu dürfen, um nicht Anstoß zu erregen.

Lunge – Der Blätterwald

In den Lungenbläschen findet der Gasaustausch von Sauerstoff und Kohlendioxid statt. Wie die Baumkrone mit ihren Blättern für einen Gasaustausch sorgt, so sorgt die Lunge für einen Austausch sozialer Begegnungen in unserem Lebensraum, der uns wiederum versorgt und Nutzen stiftet.

Die sozialen Begegnungen in gegenseitiger Versorgung und Nutzen ist die Menge unseres Lebens.

Soziale Thematik in der Gemeinschaft

Lungenprobleme bedeuten kommunikative Verbindungs-probleme in puncto emotionalen Kontaktes. Man glaubt, nicht genügend **emotionalen Kontakt** vom anderen bekom-men zu haben.

Psychosozialer Hintergrund der Funktionsstörungen

Schlafapnoe-Syndrom: Glauben, für jemanden da sein zu müs-sen, wo man gar nicht sein möchte. Man ist für die wichtigste Bezugsperson zu einem „Türrahmen" geworden. Die Be-zugsperson geht durch die „Tür" ein und aus, aber man wird nicht beachtet, man wird nur gebraucht. Glauben, dass die Bezugsperson einem nicht sein Leben leben lässt.

Lungenembolie (Pulmonalembolie): Glauben, einem emoti-onslosen, und damit rücksichtslosen Umfeld, ausgesetzt zu sein.

Lungenemphysem: Glauben, sich emotional beschränken zu müssen. In seinen emotionalen Äußerungen auf sich selbst zurückgeworfen.

Lungenkrebs: Glauben, seinen emotionalen Anspruch und Freiraum im Zweck des anderen einschränken zu müssen, um Fürsorge zu erhalten.

Lungenentzündung (Pneumonie): Glauben, seinen emotiona-len Anspruch und Freiraum der Logik des anderen unter-ordnen zu müssen.

Wahrnehmung des Körpers

Der Mensch als sinnliches Wesen. Unsere Sinne sind wie Portale, durch die wir lebenswichtige Informationen über unsere sich ständig verändernde Umwelt und unser soziales Umfeld wahrnehmen. Zusammen mit dem Gehirn, dem hoch entwickelten Zentrum zur Verarbeitung und Deutung von Sinneseindrücken, ermöglichen uns die Sinne vielfältige Reaktionen auf eben diese Umgebung.

Die Thematik unserer Sinnesorgane ist, *Orientierung und Ordnung* zwischen dem Ich und der Gemeinschaft zu schaffen, die für einen selbst Sinn machen. Die Suche nach dem Sinn ist ein Korrektiv gegen Chaos, seelische Qualen und Ängste.

Funktionsstörungen in den Sinnesorganen unseres Körpers zeigen, welche gedankliche Orientierung und Ordnung wir im Sinne der anderen berücksichtigen – ohne Rücksicht auf uns selbst.

Wichtiger Hinweis: Die nachfolgenden Beschreibungen richten sich nicht an akute Krankheitsstörungen, die mit notwendigen schulmedizinischen Intensivmaßnahmen und entsprechenden Arzneien rasch und ohne Folgeerscheinungen verschwinden, sondern an langwierig, chronisch verlaufende Krankheiten. Viele dieser chronischen Krankheiten lassen sich durch eine sorgfältige „*Aufarbeitung der sozialen Krankheitsgeschichte*" oft dauerhaft bessern oder sogar ganz ausheilen. Zu wissen, was man selbst tun kann, um wieder gesund zu werden, ist wohl die wichtigste Voraussetzung für einen raschen Heilerfolg.

Augen – Die Handlung

Unsere Augen sind ausgesprochen komplexe Organe, die Lichtstrahlen aufnehmen und *ordnen*. Augen dienen der Bild-Wahrnehmung. Ein Bild integriert die räumliche, zeitliche und **personelle** Einheit von Handlungen.

Soziale Thematik in der Gemeinschaft
Augenproblematiken bedeuten, dass man glaubt, die ganzen Handlungen von einem selbst und von den anderen ordnen zu müssen, was nicht wirklich gelingt.

Psychosozialer Hintergrund der Funktionsstörungen
Bindehautentzündungen: Glauben, nicht laut über die Handlungen des anderen klagen zu dürfen. Die stille Klage.
Augenschmerzen, allgemein: Glauben, seine Handlungen sind vergeblich.
Morbus Basedow: Glauben, die Handlungen des anderen vertreten zu müssen – und wenn es sein muss, auch gegen die eigenen Handlungen.
Tränensack: Glauben, seine gefühlte Wut bzw. Emotionen über die Handlungen des anderen unterdrücken zu müssen.
Trockenheit der Augen: Glauben, sich von seinen eigenen Handlungen oder von den Handlungen des anderen distanzieren zu müssen.
Augenkrebs: Selbstwertkrise. Glauben, im Sinne des anderen die gleichen Handlungen ausführen zu müssen. Selbstwertkrise bezogen auf seine Handlungen.
Blindheit: Glauben, Harmonie mit den Handlungen des anderen herstellen zu müssen. Der falsche Versuch!

Augenzucken: Weigert sich, sich seinen Handlungen bzw. Nicht-Handlungen zu stellen.

Grüner Star (Glaukom): Glauben, so handeln zu müssen, als ob alles gut ist.

Grauer Star (Katarakt): Glauben, erst handeln zu können, wenn sein Handeln legitimiert wurde. Kommt damit nicht ins Handeln.

Augenzittern: Glauben, sich aus der Enge seiner Vorstellungen, Erwartungen gegenüber den Handlungen anderer nicht lösen zu dürfen. Kann sich auf veränderte Handlungen des anderen nicht einstellen.

Kurzsichtigkeit (Myopie): Glauben, die Handlungen der Gemeinschaft, Familie oder Partnerschaft halten einen in seiner Entwicklung fest.

Weitsichtigkeit (Hyperopie): Glauben, die eigenen Handlungen sind für die persönliche Entwicklung nicht lohnend.

Ohren – Der Druck

Unser Hörsinn basiert auf der Fähigkeit des Ohrs, Schallwellen aus der Luft in Nervenimpulse umzuwandeln, die zum Gehirn geschickt werden können. Ohren sind allein für den **Schalldruck** empfindlich. Ein Schall bildet die räumliche, zeitliche und **eigenschaftliche** Einheit von Handlungen bzw. Ereignissen ab.

Soziale Thematik in der Gemeinschaft
Ein Hörereignis hat im sozialen Sinn mit der Art und Weise zu tun, wie Ereignisse in der Gemeinschaft weitergegeben werden.

Hörprobleme bedeuten, dass man glaubt, einem sozialen Druck ausgesetzt zu sein.

Psychosozialer Hintergrund der Funktionsstörungen

Mittelohrentzündung: Glauben, sich zu der Anteilnahme anderer an einem maßgeblichen Ereignis nicht unterscheiden zu können.

Knalltrauma: Glauben, in der Familie an einem maßgeblichen Ereignis schuld zu sein.

Hörsturz: Glauben, zum Nachteil anderer in der Gemeinschaft bzw. Partnerschaft ein Ereignis geordnet zu haben.

Tinnitus: Glauben, zum eigenen Nachteil in der Gemeinschaft bzw. Partnerschaft ungleich mit einem maßgeblichen Ereignis belastet zu sein.

Nase – Die Lust

Die Nase dient der Atmung, wobei sie kalte Luft erwärmt und anfeuchtet. Die Nase beherbergt auch das Geruchsorgan. Der Geruchssinn ist der chemische Nahsinn. Ein Geruch bildet die räumliche, zeitliche und **hedonische** (nach Werten beurteilt) Einheit von Ereignissen ab. Der Geruchssinn ist der komplexeste chemische Sinn. Geruch und Geschmack interagieren und beeinflussen sich gegenseitig. Die Bewertungen sind z. B. stechend, faulig, brenzlig, blumig, betäubend usw.

Soziale Thematik in der Gemeinschaft

Probleme mit der Nase bedeuten, dass man glaubt, von der Gemeinschaft in seinen Leistungen nicht richtig bewertet zu werden.

Psychosozialer Hintergrund der Funktionsstörungen

Nasenfurunkel: Glauben, in den Bewertungen der Gemeinschaft bzw. Partnerschaft angeklagt zu werden und verloren zu haben.

Tumor der äußeren Nase: Glauben, an den gemeinsam geschaffenen Werten der Gemeinschaft bzw. Partnerschaft immer weniger Anteil zu bekommen.

Nasenschleimhautentzündung (Rhinitis): Glauben, sich in der Selbstbewertung bzw. Fremdbewertung der Gemeinschaft unterscheiden zu müssen.

Nasennebenhöhlenentzündung (Sinusitis): Lang anhaltender Glauben, sich zur Mutter, die als schlechter Mensch angesehen wird, unterscheiden zu müssen.

Niesen, häufig: Glauben, nicht voranzukommen bzw. etwas loswerden zu müssen. Man fühlt sich gestört!

Nasenbluten, häufig: Glauben, von der gemeinschaftlichen Lebensfreude unüberwindbar getrennt zu sein.

Schnupfen, hartnäckig: Glauben, alle fallen über einen her. Dabei macht man alles zu seinem Problem.

Zunge – Der Aufbau

Die Zunge beinhaltet auch den Geschmackssinn, der stark mit dem Geruchssinn interagiert. Ein Geschmack bildet die räumliche, zeitliche und **hedonische** Einheit von Ereignissen ab. Der Geschmackssinn ist der chemische Sinneseindruck bei der Nahrungsaufnahme, der der Kontrolle der Nahrung dient. Die Nahrung dient zum Aufbau des Organismus. Geschmack und Geruch interagieren und beeinflussen sich gegenseitig. Die Bewertungen sind z. B. stechend, faulig, brenzlig, blumig, betäubend usw.

Soziale Thematik in der Gemeinschaft

Probleme der Zunge bedeuten, dass man glaubt, als Teil einer Gemeinschaft nicht richtig bewertet zu werden.

Psychosozialer Hintergrund der Funktionsstörungen

Geschmacksstörung: Glauben, dass die Gemeinschaft die Qualitäten der eigenen Persönlichkeit nicht entsprechend würdigt bzw. bewertet.

Zungenkrebs: Glauben, im Sinne der Gemeinschaft andere bewerten zu müssen.

Zungenentzündung (Glossitis): Glauben, über die Ansprüche der anderen sich beklagen zu müssen.

Haut – Die Mechanik

Die Haut ist ein hochspezialisiertes Sinnesorgan. Sie enthält Rezeptoren für Schmerz, Druck, Kälte und Wärme. Ohne diese Rezeptoren, die man auch als „Fühler" bezeichnen könnte, könnten wir keine Berührung empfinden. Die Haut unserer Fingerspitzen ist zum Beispiel mit rund 300 sensorischen Rezeptoren ausgestattet, die unseren Tastsinn ermöglichen. Sie signalisieren Druckveränderungen – Veränderungen der Reizstärke –, jedoch keinen gleichbleibenden Druckreiz. Die Wahrnehmung mit dem Tastsinn bildet die räumliche, zeitliche und **mechanische** Einheit von Ereignissen ab.

Soziale Thematik in der Gemeinschaft

Hautproblematiken bedeuten, dass man glaubt, die Ordnung und emotionale Orientierung der anderen *berücksichtigen zu müssen – ohne Rücksicht auf sich selbst.*

Psychosozialer Hintergrund der Funktionsstörungen

Melanom (schwarzer Hautkrebs): Glauben, sich im Sinne des anderen „vorausgehend" verhalten zu müssen. „Mechanische Reaktion."

Blutschwamm: Glauben, trotz schwerer Verletzungen durch den anderen seine Nähe nicht vermeiden zu können.

Braune Hautflecken: Glauben, trotz größer Ängste sich gegenüber der Gemeinschaft durchsetzen zu müssen. Krampfhafte Expansion bis zur Kollision!

Haarausfall: Glauben, durch mangelnden Familienzusammenhalt keinen Halt zu haben. Heimweh!

Neurodermitis: Glauben, als „treuer Wegbegleiter" zum anderen zu halten, obwohl man diesen Weg nicht wirklich gehen möchte.

Lippenherpes (Herpes simplex): Glauben, unvermeidlichen Veränderungen in der Partnerschaft gegenüber zu stehen.

Akne: Glauben, sich aus Sorge, ob es passt, wie man ist, sich konsensuell gegenüber der Gemeinschaft, Familie oder Partnerschaft verhalten zu müssen.

Pilze, Flechten: Glauben, aus signalisierter Minderwertigkeit sich nicht richtig in der Gemeinschaft positionieren und integrieren zu können.

Schuppenflechte (Psoriasis): Glauben, den anderen nicht in seine Schranken weisen zu dürfen. Ringen um Selbständigkeit!

Gürtelrose (Herpes zoster): Glauben, Lebensumständen machtlos ausgeliefert zu sein.

Hautgeschwür: Glauben, durch das „vereinnahmende Wesen" der anderen an sich zweifeln zu müssen.

Weißfleckenkrankheit (Vitiligo): Glauben, durch eigene Fehler den eigenen Wunsch des „Einsseins" mit der Gemeinschaft bzw. dem Partner verloren zu haben.

Lupus Rosacea: Glauben, durch die „Taten" der Gemein-schaft bzw. des Partners in Chaos und Unordnung gekom-men zu sein. „Steckbrief"

Kreisrunder Haarausfall: Glauben, der Partner würde sich etwas antun, wenn man seine Vorstellungen ohne den ande-ren leben würde. „Notwendige Trennung nicht möglich."

Fortpflanzung des Körpers

Viele Körpersysteme sind auf das tägliche Überleben ausgerichtet. Die Fortpflanzungsorgane schaffen die Voraussetzungen dafür, dass neues Leben entstehen kann. Der Fortbestand der Menschheit hängt von der Fortpflanzung ab – eine biologische Notwendigkeit.

Die Thematik unserer Geschlechtsorgane ist *Einklang* zwischen dem Ich und dem anderen zu finden, dann fühlen wir uns erfüllt. Wir können nicht einfach Vorgedachtes und Vorgegebenes übernehmen. Einklang mit dem Leben muss jeder selbst für sich suchen und finden – *in der Fortpflanzung mit anderen!* Die Suche nach dem Einklang ist ein Korrektiv gegen Missklang, Chaos, seelische Qualen und befriedigt uns. *Funktionsstörungen in den Geschlechtsorganen unseres Körpers zeigen, welchen gedanklichen Einklang wir mit unserem sozialen Umfeld praktizieren – zu unserem Missklang.*

Wichtiger Hinweis: Die nachfolgenden Beschreibungen richten sich nicht an akute Krankheitsstörungen, die mit notwendigen schulmedizinischen Intensivmaßnahmen und entsprechenden Arzneien rasch und ohne Folgeerscheinungen verschwinden, sondern an langwierig, chronisch verlaufende Krankheiten. Viele dieser chronischen Krankheiten lassen sich durch eine sorgfältige *„Aufarbeitung der sozialen Krankheitsgeschichte"* oft dauerhaft bessern oder sogar ganz ausheilen. Zu wissen, was man selbst tun kann, um wieder gesund zu werden, ist wohl die wichtigste Voraussetzung für einen raschen Heilerfolg.

Die männlichen Geschlechtsorgane

Die männlichen Fortpflanzungsorgane dienen dem Erzeugen von Spermien, die zur Befruchtung der Eizelle benötigt werden. Bei jeder Ejakulation haben durchschnittlich 400 Mio. Spermien die Chance, eine Eizelle zu befruchten. Etwa im Alter von 14 Jahren beginnen die zusammen 120 m langen Samenkanälchen in den Hoden, Spermien zu produzieren – und zwar ein Leben lang. Jede einzelne Samenzelle ist dabei ein Meisterwerk der Biotechnik.

Hoden – Streben nach Begegnung

Die Hoden produzieren täglich Millionen von Spermien und sind durch eine Blut-Hoden-Schranke vom Blutkreislauf abgegrenzt. Im Altertum schnitt man den Eunuchen die Hoden ab. Paradoxerweise bleibt die Fähigkeit der Erektion, nur der drängende Trieb verebbt.

Soziale Thematik in der Gemeinschaft

Nicht zu begegnen bedeutet, nicht zu existieren! Leben ist Begegnung. Enttäuschung ist die Erkenntnis, in der Begegnung nichts bewegt zu haben.
Hodenprobleme bedeuten, dass man glaubt, in der Begegnung mit der Weiblichkeit nicht zu existieren.

Psychosozialer Hintergrund der Funktionsstörungen

Hodenkrebs: Glauben, im Zweck der Weiblichkeit zu existieren und dem sozialen Umfeld begegnen zu müssen, um emotionalen Einklang zu erfahren.

Hodenentzündung: Glauben, in der Begegnung mit der Weiblichkeit vorgeführt zu werden.

Schwäche der Spermien: Glauben, in der Partnerschaft nichts Eigenes bewegen zu können.

Hodenhochstand: Glauben, gegenüber der Weiblichkeit zu weit gegangen zu sein.

Hodenschmerz: Glauben, dem Druck, dem man sich als Mann ausgesetzt fühlt, nicht adäquat begegnen zu können.

Impotenz: Glauben, dass die Sexualität in der Partnerschaft nicht ausgeglichen ist. Konzentriert sich auf andere Dinge, in denen man(n) existieren kann. Man(n) verweigert sich!

Verhärtung der Hoden: Glauben, sich zur „weichen" Weiblichkeit nicht abgrenzen zu können oder nicht zu dürfen, um Einklang zu erfahren.

Prostata – Der Sozialarbeiter

Die Prostata produziert eine Nährflüssigkeit, bestehend aus Eiweiß, Enzymen, Zucker, Cholesterin, Zink und Zitronensäure, die die Überlebensfähigkeit der Spermien, dem eigentlichen Leben, *fördert*. Das Gewebe der Prostata unterscheidet sich kaum von dem der weiblichen Brust. Darum trägt die Prostata auch in Fachkreisen die Bezeichnung „männliche Brust".

Soziale Thematik in der Gemeinschaft
Die Prostata repräsentiert Sozialarbeit, die die Aufgabe der Fürsorge und Erfüllung der Bedürfnisse des Individuums hat.

Prostataproblematiken bedeuten, dass man glaubt, in seiner männlichen Präsenz als Versorger der Gemeinschaft eingeschränkt zu sein.

Psychosozialer Hintergrund der Funktionsstörungen

Prostatakrebs: Glauben, im Zweck der Weiblichkeit handeln zu müssen und Wünsche zu erfüllen, die gegen die eigene Individualität gerichtet sind. „Schwimmt im Süßwasser, will aber eigentlich im Salzwasser schwimmen."

Prostatavergrößerung: Glauben, in der gleichberechtigten Partnerschaft mehr und mehr Rechte zu verlieren.

Prostatainfektion: Glauben, in der Logik der Weiblichkeit als Versorger handeln zu müssen.

Prostataentzündung: Glauben, von der Weiblichkeit immer wieder zu Unrecht angeklagt zu werden. Sexuelle Unsicherheit und ein Gefühl von Einschränkung der Männlichkeit.

Penis – Der Prahler

Im Penis gibt es drei Schwellkörper, die eng mit Blutgefäßen durchzogen sind. Die Ausdehnung der Schwellkörper drosselt den Abfluss des Blutes – der Penis versteift sich. Penis und Klitoris entstehen bei der fötalen Entwicklung aus demselben Gewebe. Und beide können anschwellen. Im Tierreich spricht man von der Brunft, wenn die Zeit der Paarung kommt.

Soziale Thematik in der Gemeinschaft

Penisprobleme bedeuten, dass man glaubt, in der Gemeinschaft nicht größer werden zu können.

Psychosozialer Hintergrund der Funktionsstörungen

Erektile Dysfunktion: Glauben, in der Partnerschaft nicht seinen Wert zu bekommen.

Phimose: Glauben, sich vordrängen zu müssen.

Eichelentzündung (Balanitis): Glauben, ständig der weiblichen Anklage ausgesetzt zu sein.

Infektion des Penis: Glauben, im Nutzen der Weiblichkeit seine Vorstellungen von Männlichkeit zurücknehmen zu müssen.

Die weiblichen Geschlechtsorgane

In den ersten 12 Lebensjahren einer Frau sind ihre Geschlechtsorgane noch nicht aktiv. Nähert sie sich der Pubertät, produzieren die Eierstöcke Hormone, die die Entwicklung der sekundären Geschlechtsmerkmale, wie z. B. der Brüste, auslösen – die fruchtbaren Jahre beginnen. Bei den meisten Frauen dauert diese wichtige Lebensphase mindestens 30 Jahre; in dieser Zeit produzieren die Eierstöcke Eizellen, im Allgemeinen eine Eizelle pro monatlichen Zyklus.

Eierstock – Die Praktikerin – Wie es kommt, so kommt es!

Jeder Eierstock eines neugeborenen Mädchens enthält schätzungsweise eine Million Eizellen; die meisten absorbiert der Körper in der Kindheit, doch zur Geschlechtsreife sind immer noch mehrere Hunderttausend vorhanden.

Soziale Thematik in der Gemeinschaft
Problematiken des Eierstocks bedeuten, dass man glaubt, im Missklang mit bestimmten Handlungen der Gemeinschaft bzw. Partnerschaft zu stehen.

Psychosozialer Hintergrund der Funktionsstörungen
Eierstockentzündung: Glauben, vom Partner in der Entfaltung gestört zu werden.
Eierstockschmerzen: Glauben, sich in der Gemeinschaft bzw. Partnerschaft nicht richtig entfalten zu können. Glaubt, die Praktiken ändern zu müssen.

Eileiter – Auf dem Weg

Ist eine Eizelle herangereift, kommt es zu rhythmischen Bewegungen vom Eierstock zum Eileiter. Im Eileiter erfolgt die Befruchtung der Eizelle. Der weitere Transport erfolgt ebenfalls durch Bewegungen des Eileiters. Der Transport dauert 3 bis 5 Tage bis zur Gebärmutter.

Soziale Thematik in der Gemeinschaft
Eileiterprobleme bedeuten, dass man glaubt, als „Mutter" nicht angenommen zu sein.

Psychosozialer Hintergrund der Funktionsstörungen
Eileiterentzündung: Glauben, keine Unterstützung vom Partner zu bekommen.

Gebärmutter – Die Höhle

Die Gebärmutter ist ein Organ, in welchem die befruchtete Eizelle zum geburtsreifen Menschen heranwächst. Die Gebärmutter ist wie alle Hohlorgane aufgebaut – glatte Muskulatur und Schleimhaut. Die Monatsblutung ist der Abbau der Gebärmutterschleimhaut, wenn es nicht zur Befruchtung gekommen ist.

Soziale Thematik in der Gemeinschaft
Höhlen dienten vielfach dem dauerhaften Aufenthalt von Menschen als Wohnstätte. In der analytischen Psychologie von Carl Gustav Jung tauchen Höhlen als Mythen, Träume oder Märchen auf – dabei handelt es sich um eine besondere Ausprägung des Mutterarchetyps.

Gebärmutterprobleme bedeuten, dass man glaubt, das „gütige, hegende, tragende, Fruchtbarkeit und Schutz spendende" Element nicht erfüllen zu können.

Psychosozialer Hintergrund der Funktionsstörungen

Endometriose: Glauben, sich beweisen zu müssen, um nicht als „schlechte Frau" angesehen zu werden. „Stiefmutterproblematik."

Gebärmutterentzündung (Metritis): Glauben, trotz vieler Mühsal abgelehnt zu werden.

Myome: Glauben, im positiven „Mutterweltbild" für die anderen immer weniger zu werden.

Gebärmuttervorfall (Prolaps): Glauben, allen Schutz gewähren zu müssen.

Menstruation, stark: Glauben, die Liebe zum „Muttersein" ist die eigene Sklaverei.

Menstruation, schwach: Glauben, ein gute Mutter sein zu können, aber es traut einem keiner zu. „Hexenverfolgung."

Gebärmutterhalskrebs: Glauben, sich dem Mann gegenüber nicht öffnen zu dürfen, und trotzdem an ihm festhalten.

Papillomviren: Glauben, der Mann muss sich ändern. Starre Erwartungshaltung gegenüber unvermeidlichen Veränderungen in der Beziehung zwischen Frau und Mann.

Brust – Die Sozialarbeiterin

Die weibliche Brust besteht aus straffem Bindegewebe, gepolstert mit Fett, und den Brustdrüsen, die Milch produzieren. Und hoffentlich nicht aus Silikon. Der Fettanteil bestimmt die Größe. Babys Hunger stillen 20 Drüsenläppchen, die Milch produzieren. Milchgänge transportieren die Muttermilch zur Brustwarze.

Soziale Thematik in der Gemeinschaft
Die weibliche Brust repräsentiert Sozialarbeit, die die Aufgabe der Fürsorge und Erfüllung der Bedürfnisse des Individuums hat.

Brustproblematiken bedeuten, dass man glaubt, nur Fürsorge und Zuwendung zu erfahren, wenn man selbst Fürsorge gewährt.

Psychosozialer Hintergrund der Funktionsstörungen
Brustentzündung: Glauben, nur Fürsorge zu erhalten, wenn sie Fürsorge gewährt.

Brustkrebs: Glauben, im Sinne des anderen seine Bedürfnisse erfüllen zu müssen, ohne die eigenen Bedürfnisse erfüllt zu bekommen.

Brustschmerz: Glauben, ungeschützt den Bedingungen als Versorgerin ausgesetzt zu sein.

Brustwarzen, eingezogen: Glauben, sich zurückziehen zu müssen.

Brustwarzenschwellung: Glauben, sich hingeben zu müssen, um versorgt zu sein.

Hypertrophie der Brust: Glauben, Fürsorgebereitschaft signalisieren zu müssen, um sozial anerkannt zu sein.

Allgemeines & Einzelnes

Allgemeines und Einzelnes sind Grundbegriffe in der philo-sophischen Disziplin und bilden zusammen ein Begriffspaar. Als Allgemeines werden Eigenschaften bezeichnet, die allen Elementen einer Menge von Einzelfällen aufgrund von Ge-setz- oder Regelmäßigkeiten eigen sind.

Allgemeines

Psychosozialer Hintergrund allgemeiner Funktionsstörun-gen

Allergien: Glauben, sich zur Bezugsperson nicht unterscheiden zu dürfen, sonst verliert man die Anerkennung.

Zittern: Glauben, zwischen Reaktion und Resignation hin- und hergerissen zu sein.

Zucken: Hat Probleme, sich aus der Enge seiner Vorstel-lungen, Erwartungen zu lösen. Kann sich auf veränderte Gegebenheiten nicht einstellen.

Gefühllosigkeit: Glauben, in seinen Lebensentscheidungen durch bewusste oder unbewusste Interventionen der an-deren keine Wahl zu haben.

Depression: Glauben, in der Gemeinschaft bzw. Partner-schaft keine Anerkennung gefunden zu haben. Verlust von Perspektive und sozialer Geborgenheit.

Ängste: Glauben, die üblen Erfahrungen und belastenden Situationen, die man in seinem Leben erlebt hat, nicht gelöst zu bekommen. Angst, in der Situation gefangen zu blei-ben.

Panik: Glauben, sich dem „Einbrecher" bzw. dem „Einbruch

in seinem Leben" nicht erwehren zu dürfen oder nicht zu können.

Infektion, bakteriell: Glauben, in der Logik des anderen handeln zu müssen. Unpassende Einstellung des Betroffenen.

Infektion, viral: Glauben, von der Gemeinschaft enttäuscht worden zu sein. Starre Erwartungshaltung, die zwangsläufig enttäuscht werden muss.

Infektion, parasitär: Glauben, auf die Fürsorglichkeit und Stärke anderer angewiesen zu sein. Gefühl, Sozialfall zu sein.

Pilzinfektion: Glauben, aufgrund Fehlen von Kompetenz und Selbstwert sich nicht im Regelwerk der Gemeinschaft positionieren zu können. Integrationsprobleme.

Zwangserkrankung: Glauben, sich dem Gesetz der Familie bzw. der Person, die totalitär auftritt, unterwerfen zu müssen.

Systemtheorie und Soziologie des Körpers in der Präventionsberatung

Der Mensch hat den Weltraum erobert,
aber nicht den Raum in seinem Dasein gefüllt.

Der Mensch kommt zum Mond,
aber nicht mehr vor die Tür des Nachbarn.

Der Mensch kann Atome spalten,
aber nicht seine Vorurteile.

Der Mensch hat immer mehr Wissen,
aber immer größere Probleme,
das Wissen auch richtig umzusetzen.

Wir haben kein Wissensproblem,
sondern ein Umsetzungsproblem.

Hans-Peter Hepe

Zurzeit haben wir in der Bundesrepublik Deutschland mehr als 600 Millionen Betriebskrankentage pro Jahr. Das heißt, dass die zunehmende Medikamentisierung und Technisierung durch eine immer aufwendigere und perfektere medizinische Versorgung auf unsere Gesundheit offenbar nur wenig Einfluss hat. Zwar haben wir eine stark angestiegene Lebenserwartung und werden älter als früher, dafür sind wir auch entsprechend länger krank.

Die Lebensweisen und die Lebensverhältnisse in den entwickelten Industrieländern haben sich in den letzten 100 Jahren radikal gewandelt. Lebenserwartung und Gesundheit wird heute nicht mehr wie früher von Infektionskrankheiten, ausgelöst durch Mangelernährung, unmenschlichen Arbeitsbedingungen, verschmutztem Trinkwasser oder fehlenden Abwasserkanäle bestimmt, sondern psychosozialer Stress. Die erfolgreiche Eindämmung der Infektionskrankheiten zu Beginn des 20. Jahrhunderts war weniger das Ergebnis medizinischer Erfolge als sehr viel mehr das Ergebnis der Umwelthygiene.

Heute bedingen falsche Ernährung, Genussmittel- und Arzneimittelmissbrauch, mangelnde Bewegung *und* zunehmender psychosozialer Stress durch soziale Interaktion und Isolation eine steigende Zunahme der so genannten Zivilisationskrankheiten.

War die Gesundheit vor 100 Jahren noch von *biologischen umweltbedingten Risikofaktoren* abhängig, so wird sie zu Beginn des 21. Jahrhunderts in erster Linie von *sozialen umfeldbedingten Risikofaktoren* bestimmt.

Prävention als vorbeugende Maßnahme, die geeignet ist, den Eintritt einer Krankheit zu verhindern, zu verzögern oder die Krankheitsfolgen abzuschwächen, wird sich in der nächsten Zukunft auf Maßnahmen zur Verbesserung der sozialen Lebensbedingungen und Lebensstile konzentrieren müssen – auf eine soziale Gesundheitsförderung!

Soziale Gesundheitsförderung

Der Mensch ist ein äußerst komplexes Biosystem, das auf vielfältige Weise mit dem sozialen Umfeld vernetzt ist. Den Mensch allein in biochemischen Abläufen zu sehen ist eine unangemessene Einschränkung. Nicht nur Viren, Bakterien, Pilze und Giftstoffe, sondern auch *emotionale Erschütterungen bzw. Erlebnisse stoffwechseln mit uns,* es kommt zu Stoffwechselstörungen in unserem Körper und zu Lebensstörungen in unserer Partnerschaft.

Ehen und Partnerschaften befinden sich in einem fortwährenden „Stoffwechsel mit dem Partner".

Es gibt Zeiten, in denen die Beziehungen relativ stabil sind, und andere, in denen sie sich verändern und sich in einem Ungleichgewicht befinden. In einer Partnerschaft müssen die Partner ihre eigene Entwicklung (Lebenszyklus) mit der des Partners abstimmen und gleichzeitig die Paarbeziehung gemeinsam weiterentwickeln. Dieser Prozess wird von ganz unterschiedlichen Faktoren beeinflusst. Offensichtlich ist, dass aufgrund der vielen Faktoren, die tagaus, tagein auf die Partnerschaft einwirken, Konflikte und Probleme unvermeidbar sind. Gelingt es den Partnern über eine längere Zeit hinweg nicht, ihre Konflikte und Probleme zu lösen, verschlechtert sich die Beziehungsqualität. Der Streit wird chronisch oder die Partner gehen ihm aus dem Weg bzw. verdrängen ihn.

Die wechselseitige emotionale Distanzierung und Entfremdung nehmen zu, Bedürfnisse werden nicht mehr befriedigt, die aus der Enttäuschung über den Partner und aus der Desillusionierung über die Ehe resultierende Wut oder Trauer wächst.

Krankheiten haben alle eines gemeinsam: Der lebensnotwendige Stoffwechsel kommt zum Erliegen – wie zum Beispiel in der Partnerschaft. Die Stoffe können nicht mehr in einem lebendigen Strom des Wechsels fließen. Krankheit ist somit eine *Verschiebung vom Wechsel zum Stoff* und damit Ausdruck von Erstarrungsprozessen, Verlust von Lebensdynamik und Mangel eines eigenen Lebenssinns.

Eine soziale Gesundheitsförderung sollte gemeinsame Maßnahmen von Partnern, Eltern, Kindern und Präventologen zur Verbesserung von Gesundheit und Wohlbefinden in der Partnerschaft bzw. Familie umfassen. Dies kann durch eine Verknüpfung folgender Ansätze erreicht werden:

—   Verbesserung der Familienorganisation und der Familienbedingungen
—   Förderung der aktiven Familienmitgliederbeteiligung
—   Stärkung individueller Kompetenzen und Ressourcen
—   Nicht nur Work-Life-Balance, sondern auch Family-Life-Balance

Ernährung ist die Voraussetzung für die Erhaltung allen Lebens. Für den Menschen steuert sie sein körperliches Wohlbefinden. Dass das nicht immer so ist, haben wir selbst schon zu spüren bekommen. Auch andere Faktoren müssen gesucht werden, die mehr in unserem sozialen Beziehungssystem liegen als in den Stoffen selbst. Einmal mehr verspüren wir, dass es nicht nur im Körperlichen stoffwechselt, sondern ganz besonders auch im Psychosozialen. Eine gute und individuelle Ernährung und körperliche Bewegung sind lebensnotwendige Voraussetzungen für unser Wohlbefinden, *aber sie sind nicht alles.*

Soziologische Systemtheorie

Im systemischen Verständnis haben körperliche und psychische Symptome und problemrelevante Verhaltensformen stabilisierende Funktionen für das Gleichgewicht (Homöostase) eines Systems. Damit sind psychische oder physische Störungen nicht Ausdruck einer individuellen Pathologie, sondern einer *systemischen Pathologie.* Soziologisch-systemische Sicht- und Arbeitsweisen ergeben sich aus der Frage, *wie* in sozialen Systemen Menschen als Sub-Systeme gemeinsam ihre Wirklichkeit erzeugen und organisieren.

Systemische Mehrgenerationenperspektive

In einer systemischen Mehrgenerationsperspektive, begründet auf der biologischen, erblichen Verwandtschaft der Familienmitglieder, können Störungen und Konflikte beobachtet werden, die Kinder immer wieder in Dreiecksbeziehungen über Generationen involviert, wenn die Konflikte auf der Eltern-Großeltern- oder Paarebene nicht gelöst und so über Generationen weitergegeben werden. Das Aufdecken und Durcharbeiten lang bestehender Generationskonflikte führt bereits zu einer schrittweisen Veränderung der Beziehungen in der Gegenwartsfamilie.

Zusätzlich können bereits vor oder bei der Zeugung Phantasien der Eltern über *„ihr Kind"* wirksam werden, die im späteren Leben des Kindes zu Überforderung, Widersprüchen und Unvereinbarkeiten führen. Diese frühe Einbeziehung der Kinder muss nicht immer pathologisch sein, sondern vermag dem Leben auch Sinn und Richtung zu vermitteln.

Störungen als Prozesssymptome erkennen

Eine besondere Form der Einbeziehung der Kinder ist die Parentifizierung, eine Rollenumkehr, in der Kinder Eltern- oder Partnerfunktionen für ihre Eltern übernehmen. Diese frühe Einbeziehung und spätere Beziehungswirklichkeit im System definiert sich über unsere Art und Weise, wie wir kommunizieren. Der Mensch lebt eben in seinen Beziehungen und der daraus resultierenden Kommunikation.

Die grundlegende Überlegung einer *systemischen Prävention* sollte sein, dass in einem sozialen System alles gezeigte Verhalten immer auch als ein kommunikatives Angebot verstanden werden kann. Symptome werden hierbei nicht mehr als *„Dinge"* betrachtet, sondern als Prozesse, die durch eine *konsensuelle Koordination von Handlungen* der verschiedenen Personen im Familiensystem entwickelt werden. Auf diese Weise werden die Krankheiten nicht mehr generalisiert als Defekt-Symptome, sondern als Prozess-Symptome erkannt. *Und Prozesse sind bekanntlich lösbar.*

Wir sind nicht nur existenziell auf Ernährung, Bewegung und Schutz angewiesen, sondern gleichzeitig auch auf ein Gegenüber, auf einen Kommunikationspartner. Der Mensch kann nicht *nicht* kommunizieren, und im Kommunizieren kann er in Schwierigkeit geraten. So kann festgestellt werden: Kommunikation führt zu Mitkopplung (Selbstbegrenzung) oder zur Gegenkopplung (Selbstverstärkung) menschlichen Verhaltens. Damit sind chronische Krankheiten, falsche Ernährung, Genussmittelmissbrauch, mangelnde Bewegung und psychosozialer Stress Regulationsstörungen einer Kommunikation sozialer Systeme.

Das verlangt von Ärzten, Pädagogen und Präventologen, diese systemischen Grundsätze des menschlichen Daseins kennenzulernen, wertzuschätzen und ihre Arbeit auf diese hin abzustimmen. *Alle fachlichen Interventionen, die dies nicht tun, werden von dem betroffenen System Mensch entweder nicht befolgt oder zerstören die Arbeitsbeziehung.*
Jedes lebende und damit erkennende System muss, um sich orientieren und handeln zu können, die ihn umgebende *Umweltkomplexität* in eine ihm gemäße *Individualkomplexität* transformieren. Wirklichkeitsbeschreibungen in therapeutischen Prozessen sind daher individuelle Konstruktionen, die immer *innerhalb gemeinschaftlicher Systeme entstehen.*
Daraus folgt, dass diejenigen, die an den entscheidenden Konflikten und vor allem aber an deren Lösungen arbeiten wollen, immer auch zu einer nachhaltigen Veränderung im System beitragen, da eine Veränderung in einem Teil des Familiensystems per Definition alle anderen Teile beeinflusst.

Systemorientierte Prävention

Die Welt der *Krankheit* ist katalogisiert und kartographiert. Über die Welt des Kranken selbst, die Welt des subjektiven Empfindens von *Kranksein*, von seelischer Not und Elend hingegen wissen wir wenig. Es ist die Welt des sprachlosen Leids, der stillen Tiefe der Not, der Ohnmacht, des Verlorenseins, des Ausgeliefertseins an eine naturwissenschaftliche Hightechmedizin und deren meist unterentwickelten Fähigkeit zum Mitleid, zum Mitgefühl und zu einem empathischen Dialog. Das Ergebnis klinischer Gesprächsreflexion kann kein *wahres* Verständnis der Natur psychosozialer Probleme und ihrer Lösungen sein. Zugespitzt formuliert heißt dies, dass *„festgefahrene" Patienten*, die im Hervorbringen ihrer individuellen und sozialen Welt Probleme erzeugt haben, vielfach auf *„festgefahrene" Therapeuten* treffen.

Wir brauchen nicht nur den wissenschaftlichen-technologischen Fortschritt in der Medizin, sondern — noch viel dringender — einen Fortschritt im Dialog zwischen der Medizin und den Menschen, die zu ihr Zuflucht nehmen. Krankheit ist in erster Linie eine emotionale Leidensgeschichte und danach erst eine Geschichte organischer Funktionsstörungen. Der Schrei der Patienten nach kommunikativer Zuwendung wird das Medizinsystem verändern. *Eine systemorientierte Prävention und Handlungsweise im Gesundheitssystem ist nicht nur ein peripherer, sondern der zentrale Faktor von Heilungsprozessen.*

Eine systemorientierte Präventionsberatung sollte im Dialog daher so viel Neues, Unerwartetes, Öffnendes, Verstörendes und produktiv Zufälliges einführen, wie unerlässlich erscheint, um das Problemsystem zu destabilisieren und eine heilsame Verstörung auszulösen. Dabei muss der Präventologe vor allem Respekt wahren, denn nur so entsteht ein Klima des Vertrauens, das zu dem Wagnis ermutigt, Neues zu erproben und das auf subjektive Gewissheit basierende Problemsystem aufzugeben.

So stellt die systemische Arbeit eine bedeutende Möglichkeit dar, die dem Klienten zugutekommt. Die systemische Sichtweise bringt eine höhere Vielfalt der Perspektiven, vermindert Einseitigkeiten und wird mit einer hohen Effektivität belohnt. In der radikalen Systemtheorie gilt jedoch: *Man muss fühlen, was gut ist. Die Entscheidung liegt immer im eigenen Gefühl. Keine Theorie der Welt kann davor bewahren oder die Entscheidung abnehmen.*

Anhang

Wollen Sie mehr über meine Arbeit erfahren?

Auf meiner Website **www.simplepower.de**
Simple Power – Das Programm für körperliche und mentale Freiheit
finden Sie interessante Texte zum Herunterladen und aktuelle Seminar- und Vortragstermine. Meine Postanschrift lautet:

Hans-Peter Hepe
Simple Power
Jägerkoppel 12
D – 22393 Hamburg
Telefon   0049 (0)40 63919403
Telefax   0049 (0)40 6401450
E-Mail   info@simplepower.de
Internet   www.simplepower.de
Blog   www.simplepower.blog.de

Ich arbeite ständig an der Weiterentwicklung des systemischen, energetischen und soziologischen Ansatzes des Körpers und freue mich über jeden ernst gemeinten Dialog und Austausch. Bitte haben Sie Verständnis, dass ich aufgrund des positiven Interesses nicht jede einzelne Anfrage umgehend beantworten kann.
Mit meinen Seminaren und Vorträgen möchte ich meine Erkenntnisse weitergeben, Interessierte informieren und die Entwicklung der Körpersoziologie unterstützen und fördern.

Sie können von meinen Seminaren, Trainings und Vorträgen erwarten, dass Sie frische, wesentliche Entwicklungsschritte machen werden, und sie richten sich an Menschen, die den systemischen Ansatz und die Körpersoziologie für sich selbst und für ein partnerschaftliches Arbeiten erlernen möchten, darüber hinaus auch an Kollegen und Kolleginnen, die im sozialen, pädagogischen, medizinischen, spirituellen, therapeutischen Bereich beruflich tätig sind. Die von mir entwickelte SED®-Methode eignet sich gut als beraterische Zusatzausbildung.

In meinem Blog www.simplepower.blog.de finden sie Hunderte von Einzelinformationen über alle wichtigen Themen rund um körperliche und mentale Freiheit.

Bereits im Juni 2009 erschienen:

Hans-Peter Hepe
Der soziale Körper I

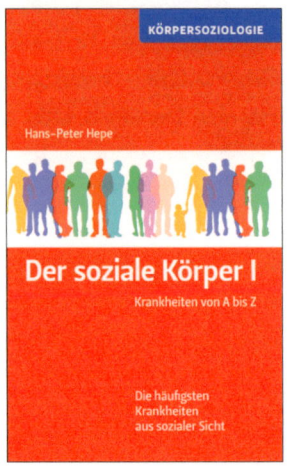

Krankheiten von A bis Z
Die häufigsten Krankheiten aus sozialer Sicht

Paperback, 140 Seiten
ISBN 978-3-8370-5237-4

Bereits im August 2009 erschienen:

Hans-Peter Hepe
Bis das Leben wieder gelingt

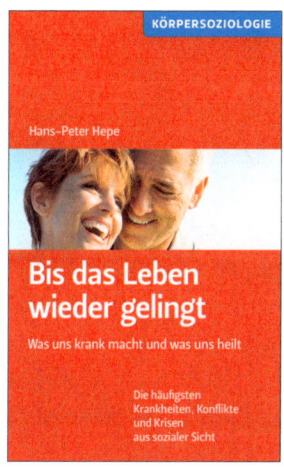

Was uns krank macht
und was uns heilt

Paperback, 152 Seiten
ISBN 978-3-8370-5311-1

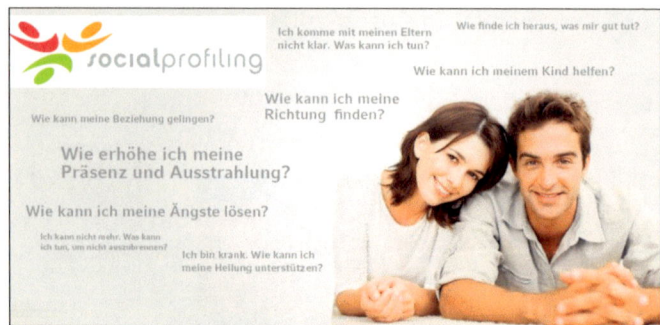

• **Was ist SocialProfiling®?**

SocialProfiling® ist die Analyse sozialer Verhaltensmuster gegenüber seinen Mitmenschen. Soziale Verhaltensmuster werden in früher Kindheit durch das Verhalten des sozialen Umfeldes, primär die Eltern, entwickelt und können in der späteren Folge zu sozialen Konflikten, Krisen und psychischen sowie physischen Krankheiten führen. *Ein einzigartiger Sozialabdruck – ähnlich einem Fingerabdruck.*

• **Was bringt mir ein SocialProfiling®?**

Ein glückliches und erfülltes Leben setzt Selbstmanagement bzw. Selbstregulation voraus. Dafür braucht jeder gesichertes Wissen über sich selbst. SocialProfiling® gibt Auskunft darüber, wie die Person ihre Lebensgeschichte wahrgenommen hat und daraus seine eigene persönliche Entwicklung erfolgreich oder erfolglos gestaltet. SocialProfiling® ist demnach eine Wissensvermittlung über sich selbst, unsere Partnerschaft und unsere Kinder, die in der Zukunft nicht nur erfolgsentscheidend, sondern auch existenzentscheidend sein kann!

- **Welches ist der wichtigste Punkt für SocialProfiling®?**

Mit SocialProfiling® ist erstmalig die Möglichkeit geschaffen, zu „*sehen*", was in einem Menschen oder in einer Familie an *zwischenmenschlicher Dynamik vorgeht!* In der heutigen Zeit ist es erfolgsentscheidend sich selbst und andere besser einzuschätzen, um schneller und effektiver auf den richtigen Weg zu kommen

- **Wofür kann ich SocialProfiling® einsetzen?**

Für Personen, Partnerschaft, Familie, Kinder, Eltern und vieles mehr. Lassen Sie sich überraschen. Sie werden verblüffende Übereinstimmungen finden und viel Neues über sich erfahren.

- **Wie komme ich an ein SocialProfiling®?**

Sie gehen auf die Homepage www.socialprofiling.eu, füllen die Checkliste aus, laden noch ein Foto von sich oder der betreffenden Person hoch und senden es ab. Innerhalb von 4 Tagen bekommen Sie per PDF-Datei Ihr Social Profiling® zugeschickt. Ein anschließendes Beratungsgespräch von knapp einer Stunde ist im Komplettpreis enthalten. Ein SocialProfiling® kostet 150,- Euro inkl. 19 % MwSt.

www.socialprofiling.eu